신문이 보이고 뉴스가 들리는 ㊴

재미있는
사춘기와 성 이야기

신문이 보이고 뉴스가 들리는 ㊴
재미있는 **사춘기와 성 이야기**

초판 1쇄 발행 | 2014년 7월 1일
초판 9쇄 발행 | 2023년 11월 27일

지 은 이 | 이명화 양윤경
그 린 이 | 최정인

펴 낸 곳 | (주)가나문화콘텐츠
펴 낸 이 | 김남전
편 집 장 | 유다형
편   집 | 김아영
디 자 인 | 양란희
마 케 팅 | 정상원 한웅 정용민 김건우
관   리 | 임종열 김다운

출 판 등 록 | 2002년 2월 15일 제10-2308호
주   소 | 경기도 고양시 덕양구 호원길 3-2
전   화 | 02-717-5494(편집부) 02-332-7755(관리부)
팩   스 | 02-324-9944
홈 페 이 지 | ganapub.com
이 메 일 | ganapub@naver.com
ISBN 978-89-5736-675-2 (74470)

*책값은 뒤표지에 표시되어 있습니다.
*이 책의 내용을 재사용하려면 반드시 (주)가나문화콘텐츠의 동의를 얻어야 합니다.
*잘못된 책은 구입하신 서점에서 바꾸어 드립니다.

*'가나출판사'는 (주)가나문화콘텐츠의 출판 브랜드입니다.

- 제조자명 : (주)가나문화콘텐츠
- 주소 및 전화번호 : 경기도 고양시 덕양구 호원길 3-2 / 02-717-5494
- 제조연월 : 2023년 11월 27일
- 제조국명 : 대한민국
- 사용연령 : 4세 이상 어린이 제품

신문이 보이고 뉴스가 들리는 ㊴

재미있는
사춘기와 성 이야기

글 이명화 · 양윤경 | **그림** 최정인
추천 윤가현(대한성학회 회장)

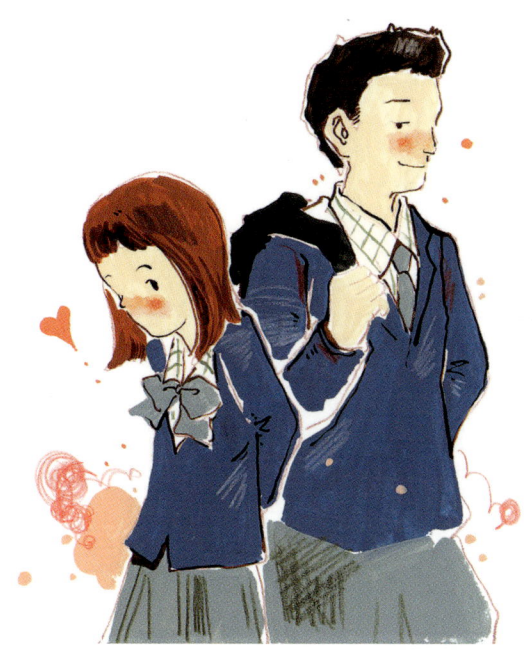

가나출판사

| 머 리 말 |

소중하고 의미 있는 시간,
사춘기를 맞은 청소년들에게

　여러분은 '꽃다운 청춘'이라는 말을 들어본 적 있나요? 많은 어른들이 "사춘기 꽃이 핀다."라는 표현을 사용하기도 하지요. 이처럼 사춘기는 사람에게 피어나는 꽃과 같은 것이에요. 사춘기는 긴 삶에서 보다 튼실한 열매를 맺기 위해 꼭 필요한 시기이지요.

　사춘기를 '꽃샘추위'로 표현할 수도 있겠네요. '성장통'처럼 이 시기에 겪게 되는 아픔도 있기 때문이에요. 하지만 '아픔만큼 자란다.'라는 말처럼 몸과 마음은 아프고 힘들지만 이 시기가 지나면 여러분은 더욱 성숙해질 거예요. 이 모든 과정은 여러분이 진정한 어른이 되기 위해 겪어야 하는 것이랍니다.

　사춘기가 되면 '드디어 나에게도 사춘기가 찾아왔구나!' 하고 반갑게 사춘기를 맞게 되면 참 좋을 텐데, 현실은 꼭 그렇지만은 않아요. 많은 친구들이 몸의 변화에 대해서 버럭 겁을 내기도 하고, 두려워하기도 하고, 숨기고 싶어 하기도 해요. 마음도 이전과는 다르게 변하여 관심이 가는 것들이 달라지고, 내 기분을 나조차 이해하지 못하게 되기도 하지요. 성에 대해서도 눈을 뜨게 돼요. 그래서 사춘기가 온 것을 창피한 일로 생각하고 감추는 친구들이 많답니다.

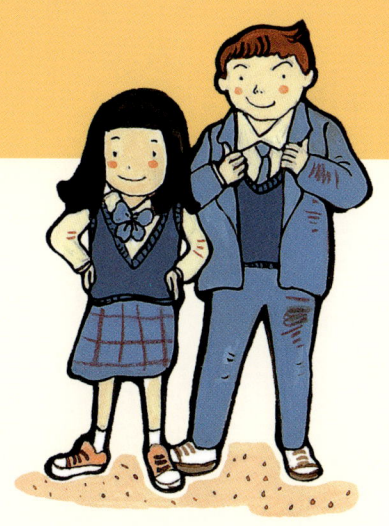

　또 사춘기를 맞은 친구들은 참으로 궁금한 게 많은 것 같아요. 눈에 보이는 내 몸의 변화, 마음의 변화, 그리고 이성에 대한 호기심과 궁금증이 많아지기 때문일까요? 상담실로 상담을 오는 친구들의 상담 내용을 보면 "월경이 무엇인가요?", "자위가 뭐예요?", "야한 동영상을 보면 왜 마음이 떨리나요?", "자꾸 짜증이 나요.", "이성의 몸이 궁금해요."와 같은 질문을 많이 해요. 인터넷이 널리 보급되면서 이런 궁금증에 대한 답을 쉽게 얻을 수 있게 되었는데도 질문을 하는 것을 보면, 여러분은 인터넷에서 얻은 답보다 더 자세한 답을 원하는 것 같아요.

　이 책은 여러분이 보다 밝고 긍정적인 생각으로 사춘기를 맞이할 수 있도록 도와줄 거예요. 사춘기를 맞아 소중하고 의미 있는 시간을 보내게 될 모든 친구들, 진심으로 축하합니다.

아하! 서울시립청소년성문화센터 센터장
이명화

| 추 천 의 글 |

빨리 어른이 되고 싶어 하는 사춘기의 청소년들에게

많은 청소년들이 상대방이 나를 아이로 보는 것에 자존심이 상한다고 말합니다. 나의 몸은 2차 성징으로 인해 하루가 다르게 어른처럼 변하고 있는데 아직도 자신을 아이처럼 대하는 것에 불만을 갖는 것이지요.

한 살씩 나이가 많아지고 학년이 높아지면서 청소년들은 스스로 자신이 더 이상 아이가 아니라고 말하고 싶어 합니다. 그러나 현실은 아직 어른들의 간섭에서 벗어나지 못한 채 살아가고 있지요. 모든 일을 내가 알아서 잘 할 수 있는데 어른들의 잔소리는 끝이 없게 느껴집니다.

그래서 많은 청소년들은 빨리 어른이 되고 싶다고 생각합니다. 하지만 어른이 되기 전에 반드시 알아야 할 몇 가지가 있습니다.

첫째, 내 몸이 잘 성장하고 있는지 관심을 가져야 합니다. 몸의 변화가 나타나는 시기는 사람마다 조금씩 다릅니다. 남자보다 여자의 몸에서 나타나는 변화가 더 뚜렷하기도 하지요. 이 사실을 미리 알고, 내 몸의 성장이 친구들에 비해 조금 늦더라도 조급해 하지 않아야 합니다.

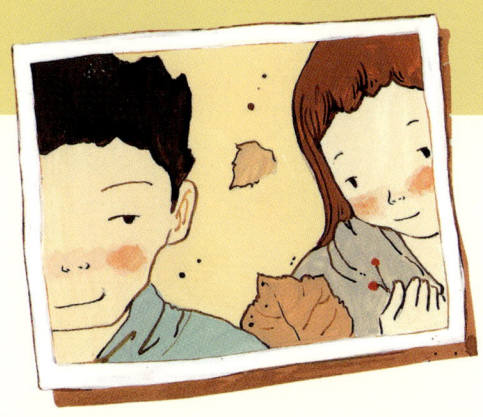

둘째, 아이와 어른의 차이가 무엇인지를 알아야 합니다. 몸이 성장한다고 해서 어른이 된 것은 아닙니다. 어른이 되기 위해서는 모든 일을 한 번 더 생각하여 처리하고, 자신의 일에 책임을 질 수 있는 마음가짐을 가져야 합니다.

셋째, 사춘기가 되면 친구로만 느껴지던 이성에 대한 관심이 커집니다. 물론 건전한 연애는 청소년들의 생활을 더욱 즐겁게 도와줍니다. 하지만 스킨십이나 성관계에만 관심을 갖게 되면 사회적으로 큰 문제를 일으키게 되기도 하지요. 연애를 할 때는 반드시 상대방을 존중하도록 해야 합니다.

이 책은 사춘기가 되면 몸과 마음에 어떤 변화가 나타나는지, 그리고 사춘기 무렵부터 어떻게 인간관계를 형성해야 하는지 등의 내용을 밝고 건전하게 담고 있습니다.

이 책을 읽고 많은 청소년들이 사춘기와 성에 관한 부정적인 이미지를 지우고, 즐겁게 사춘기를 맞이했으면 좋겠습니다.

대한성학회 회장
윤가현

| 차례 |

머리말 · 4
추천의 글 · 6

제1장 | 나에게 사춘기가 왔어요 · 12
사춘기가 뭐예요? · 14
내 몸은 소중해 · 16
왜 자꾸 짜증이 나죠? · 18
멋져 보이고 싶어요 · 20
무릎이 너무 아파요 · 22
털이 나기 시작했어요 · 24
내 몸의 불청객, 여드름 · 26
변성기는 남자만 오나요? · 30
산부인과, 비뇨기과는 억울해 · 32

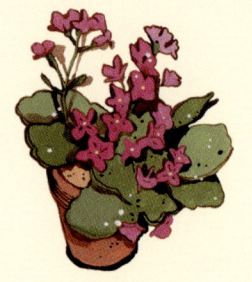
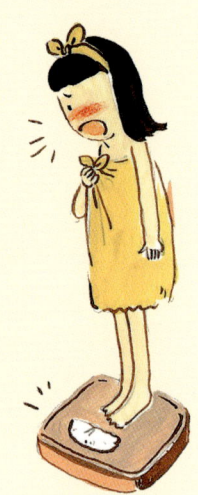

제2장 | 소녀에서 여성이 되다 · 34
여성의 생식기는 어떻게 생겼어요? · 36
월경이 뭐예요? · 40
월경은 왜 하는 걸까요? · 42
갑자기 초경이 시작되면 어떻게 해야 하죠? · 44
월경은 언제 하나요? · 46
월경할 때 배가 아파요 · 48
월경할 때 나쁜 냄새가 나는 것 같아요 · 50
월경혈이 검은색이에요 · 52

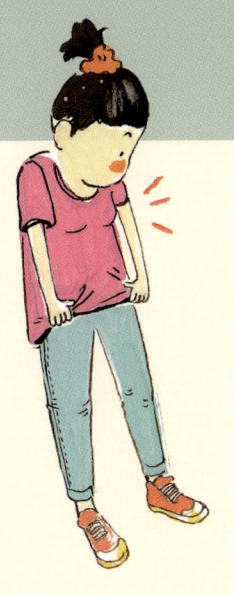

어떤 월경대를 써야 하나요? · 54
월경대는 어떻게 사용하나요? · 56
월경을 시작하면 키가 안 크나요? · 58
가슴이 커지기 시작해요 · 60
가슴이 짝짝이예요 · 62
브래지어는 언제부터 입나요? · 64

제3장 소년에서 남성이 되다 · 66

남성의 생식기는 어떻게 생겼어요? · 68
발기가 뭐예요? · 70
사정과 몽정은 다른 건가요? · 72
포경 수술은 꼭 해야 하나요? · 74
음경은 클수록 좋은 건가요? · 76
고환이 짝짝이예요 · 78

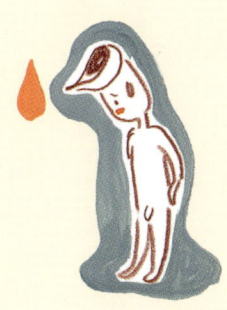

제4장 나만의 은밀한 비밀 · 80

자위가 뭐예요? · 82
자위할 때 사정을 참아도 되나요? · 86
자위의 횟수는 몇 번이 적당한가요? · 88

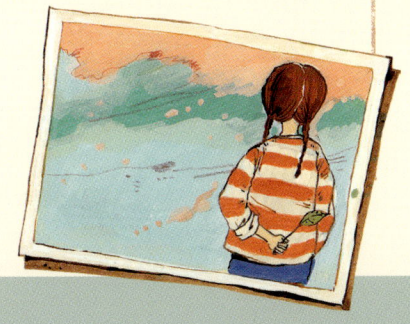

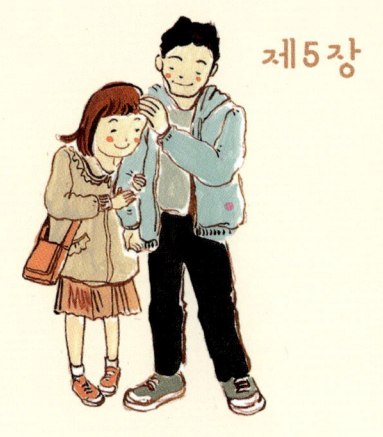

제5장 | 사랑이 시작되는 사춘기 · 92

좋아하는 사람이 생겼어요 · 94
나와 같은 성별의 친구가 좋아요 · 96
연애의 장점과 단점 · 98
즐거운 연애를 위해 가져야 할 마음가짐 · 100
좋아하는 상대와 스킨십을 해도 되나요? · 102
성관계는 나쁜 건가요? · 104
아직 아기를 키울 준비가 되지 않았어요 · 106
아름답게 이별하는 방법 · 108

제6장 | 신비로운 아기의 탄생 · 110

아기는 어떻게 생겨요? · 112
임신한 건 어떻게 알 수 있나요? · 116
병원에 가지 않아도 임신을 확인할 수 있나요? · 118
임신이 잘못됐대요 · 120
인공 임신 중절 수술이 뭐예요? · 122
불임? 난임? 유산? · 124
아기는 어떻게 태어나요? · 126

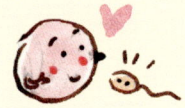

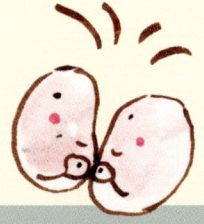

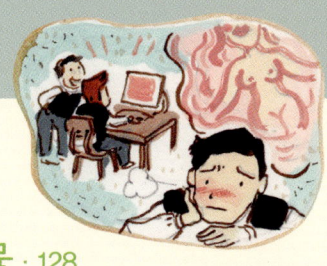

제7장 | 성에 대한 호기심과 음란물 · 128

음란물을 보면 안 되나요? · 130
음란물을 자주 보면 어떻게 되나요? · 132
알몸 사진을 주고받으면 안 되나요? · 134

제8장 | 우리를 위협하는 성폭력과 성매매 · 136

성폭력은 나빠요 · 138
이것도 성폭력이에요? · 140
성폭력이 일어나면 어떻게 해야 해요? · 142
성매매가 뭐예요? · 144
성매매를 주선하면 처벌을 받나요? · 146
청소년의 성을 보호하는 법이 있나요? · 148
성병에 걸린 것은 어떻게 알 수 있나요? · 150

찾아보기 · 152

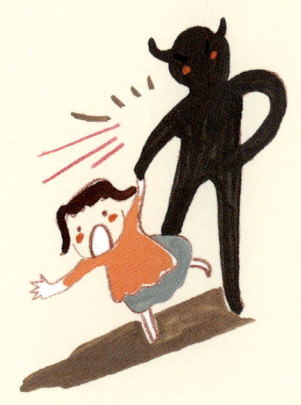

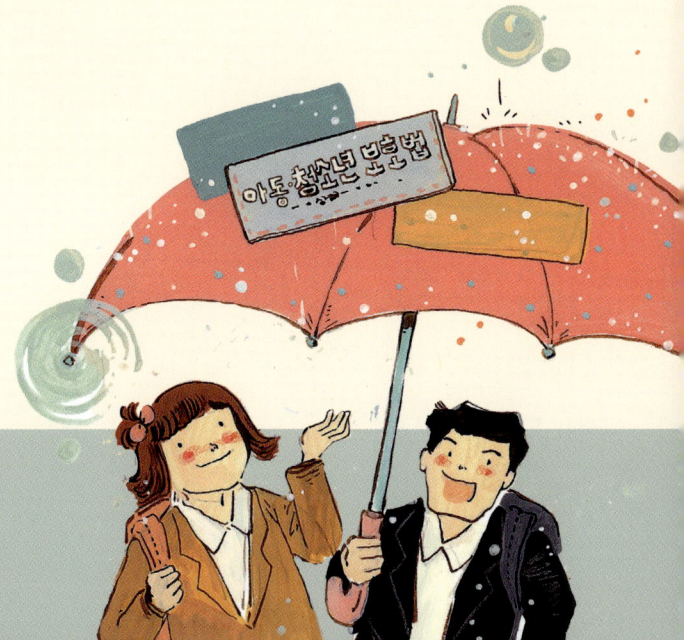

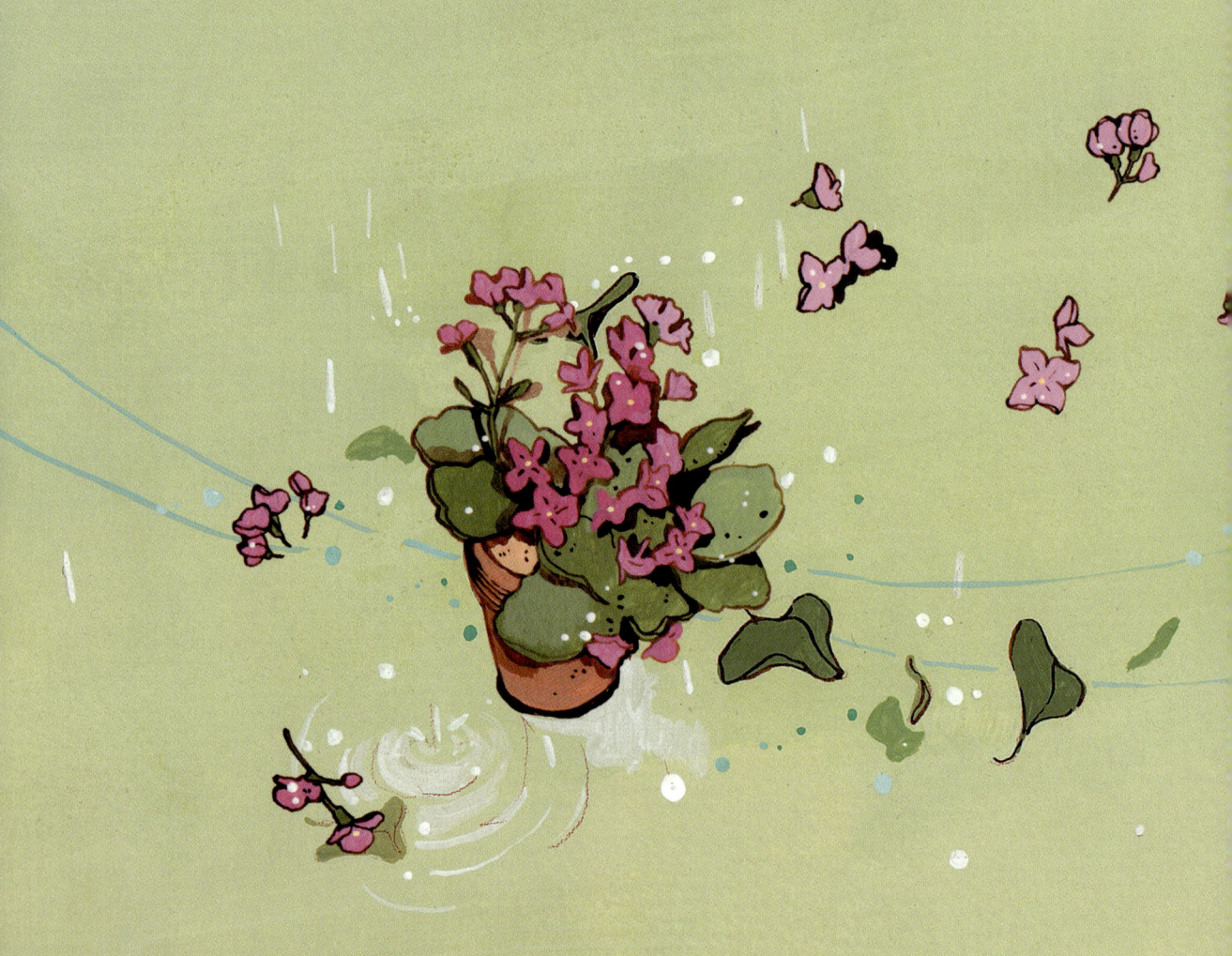

제1장
나에게 사춘기가 왔어요

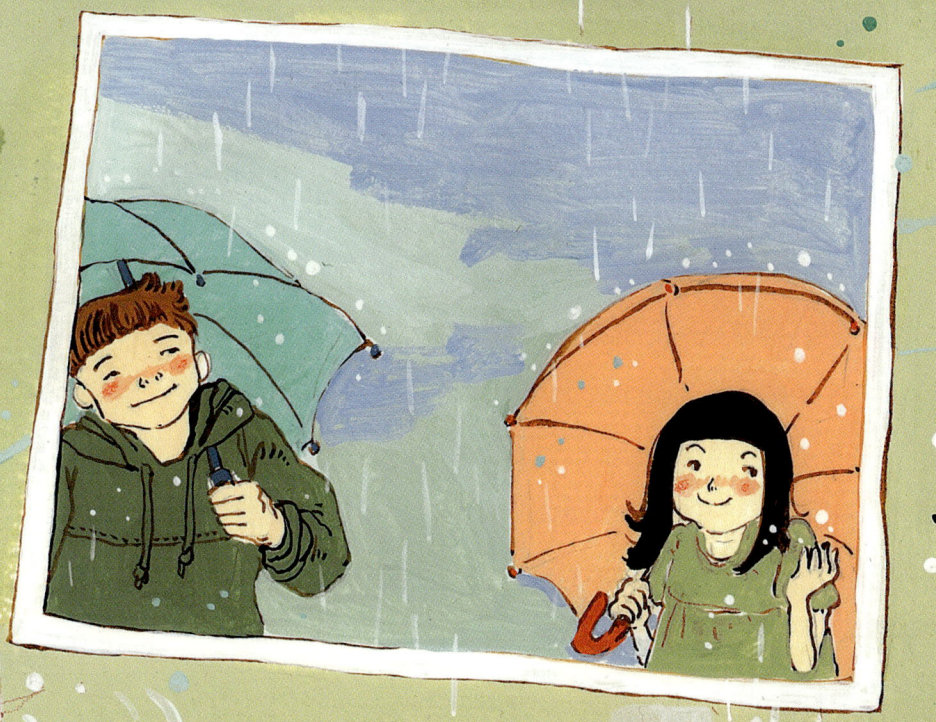

사춘기가 되면 몸과 마음에 많은 변화가 생겨요.
성장통으로 몸이 아프기도 하고 전에는 없던 털과 여드름이 나기도 하지요.
또 별것 아닌 일에 괜스레 짜증이 나기도 해요.
이 모두가 사춘기를 맞이하는 과정이니 자연스럽게 받아들여야 한답니다.

사춘기가 뭐예요?

여러분은 '사춘기'하면 무엇이 떠오르나요? 많은 친구들이 '짜증', '반항', '친구', '다툼', '성장'이라고 답해요. 네, 맞아요. 이 모두가 사춘기와 관련 있는 단어들이에요. 사춘기란 몸과 마음이 아이에서 어른으로 성장해 가는 과정을 말해요.

우리 몸에서는 여러 가지 호르몬이 분비되고 있어요. 사춘기가 되면 그 중 하나인 성호르몬이 두드러지게 분비되면서 몸과 마음에 다양한 변화가 나타나요.

우리가 갓난아기일 때, 유치원에 다닐 때, 초등학교에 입학할 때까지는 여자와 남자의 몸이 크게 다르지 않아요. 물론 옷이나 머리 모양, 목소리 등을 통해서 여자인지 남자인지를 알 수는 있지요. 하지만 목욕탕에서 벌거벗은 몸을 비교해 보면 생식기를 제외하고는 거의 비슷해요.

그런데 사춘기가 시작되고 성호르몬의 분비가 왕성해지면서 여자와 남자의 몸은 조금씩 달라져요. 여자들은 가슴과 엉덩이가 커지고 월경을 시작하게 돼요. 남자들은 어깨가 벌어지고 목소리가 굵어지며, 몽정을 경험하게 되지요.

사춘기에는 이렇게 겉으로 보이는 변화뿐만 아

니라 마음에서도 많은 변화가 일어나요. 괜스레 조그만 일에도 쉽게 짜증이 나거나 마음이 상하고, 어른들과 의견 차이가 생기면 다투기도 하지요. 또 친구와 함께 있는 시간이 가족과 지내는 시간보다 편하고 좋게 느껴지기도 해요.

하지만 이런 변화들이 모든 청소년들에게 똑같이 나타나는 것은 아니에요. 사춘기를 겪는 시기와 사춘기에 나타나는 행동의 변화 등은 사람마다 각기 다르답니다.

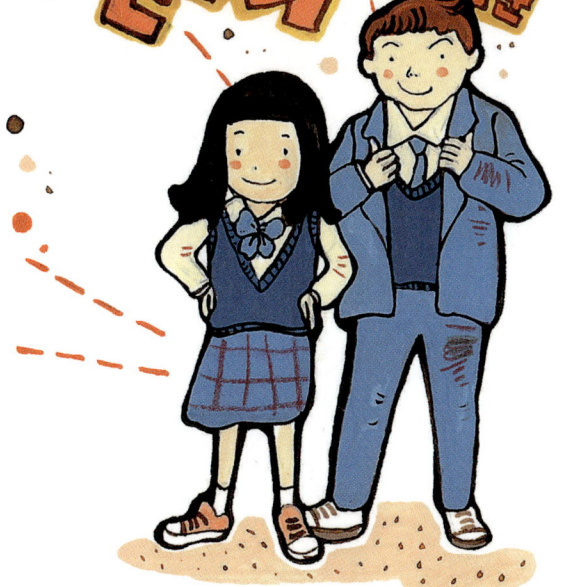

"사춘기를 맞이한 우리는 선언합니다."

· 나는 나의 몸과 마음을 소중히 하겠습니다.
· 나는 다른 사람의 몸도 내 몸처럼 소중히 하겠습니다.
· 나는 나와 다른 사람을 비교하지 않고
  내 몸의 변화를 자랑스럽고 기쁘게 생각합니다.
· 나는 나의 감정을 지혜롭게 조절할 수 있습니다.
· 나는 성에 대한 호기심을 자연스럽게 받아들이겠습니다.
· 나는 내 몸과 마음을 책임질 수 있습니다.

내 몸은 소중해

사춘기를 맞은 청소년들의 몸은 하루가 다르게 성장해요. 점점 어른이 되어 가는 것이지요. 하지만 몸이 성장했다고 해서 완전한 어른이 되는 것은 아니에요. 마음도 함께 자라야 하지요.

사춘기가 되면 이성에 관한 호기심이 생기고, 남녀 사이의 성적인 행동들이 궁금해져요. 좋아하는 이성이 생기면 손을 잡고 싶거나 키스를 하고 싶어지기도 해요. 이런 생각들은 나쁜 것이 아니에요. 하지만 이러한 행동을 하기에 앞서 내 몸은 소중하다는 것을 먼저 알아야 해요. 그리고 내 몸이 소중한 만큼 상대방의 몸 또한 소중하게 여겨야 하지요.

그러기 위해서는 가장 먼저 내 몸에 대해 아는 것이 중요해요. 대부분의 청소년들은 자신의 몸에 대해서 잘 알지 못한 채 성적인 호기심을 갖게 되고, 대중매체나 인터넷 음란물을 통해서 건강하지 못한 성문화를 접하게 돼요. 그러다 보니 마음과 생각이 충분히 준비되지 않은 가운데 섣부르게 행동하게 되는 경우도 있어요. 사춘기에는 나의 몸에 대해 많은 관심을 갖고 살펴는 것이 학교 공부만큼이나 중요하답니다.

　또 사춘기가 되면 유행에 관심을 갖기 시작해요. 연예인처럼 예쁘고 멋있어지려는 마음에 무작정 그들을 따라하는 친구들도 생기지요. 하지만 이 세상에 똑같은 사람은 아무도 없어요. 각자 다른 생김새와 가치관, 성격을 가지고 있지요. 그만큼 한 사람, 한 사람의 개성이 소중하다는 뜻이에요. 꼭 텔레비전 속의 연예인처럼 예쁘고 멋지지 않아도 자신만의 개성을 찾고, 이를 소중하게 받아들이는 마음가짐을 가져야 해요.

　무엇보다도 중요한 것은 내 자신에 대해 자존감을 갖는 것이랍니다.

　자! 우리 친구들도 한 번 말해 볼까요?
"내 몸은 나의 것! 내 몸아, 사랑해!"
라고 말이에요.

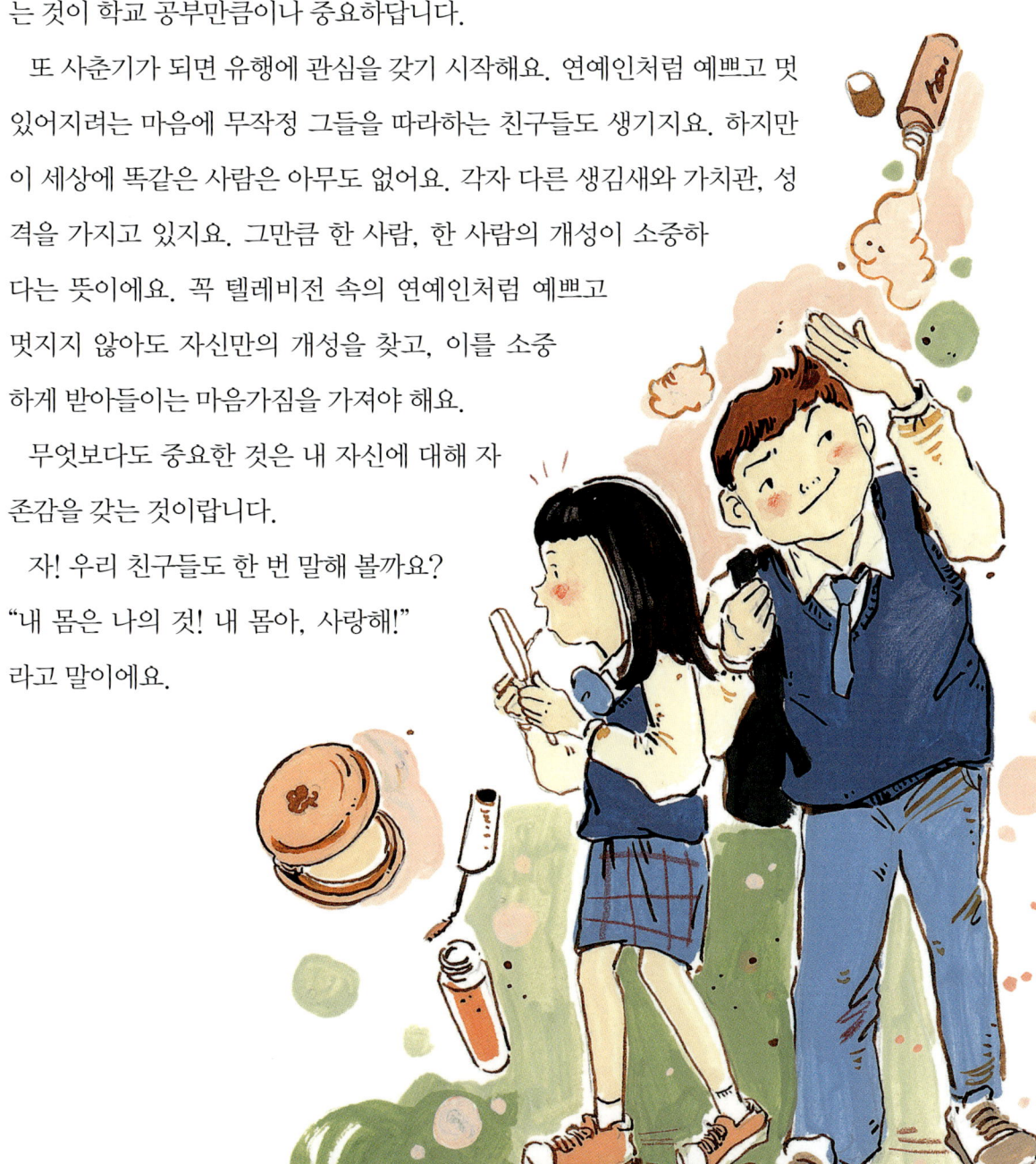

왜 자꾸 짜증이 나죠?

사춘기의 친구들은 "아, 짜증나!"라는 말을 많이 해요. 직접적으로 말을 하지 않더라도 얼굴을 찡그리거나 입을 삐죽거리면서 기분이 좋지 않다는 표현을 하기도 하지요. 물론 사춘기를 겪고 있는 모든 친구들이 짜증을 많이 내는 것은 아니에요.

그렇다면 왜 이렇게 자꾸 짜증이 나는 걸까요? 사춘기에는 호르몬의 영향으로 몸과 마음에서 여러 가지 큰 변화들이 동시에 일어나요. 이런 갑작스런 변화들을 받아들이는 과정에서 마음이 예민해지고 작은 일에도 짜증을 내게 되는 것이지요.

사춘기에는 몸의 변화와 함께 마음에서도 어른이 될 준비를 시작해요. 스스로 무엇인가를 결정하고 그에 따른 행동을 하고자 하는 마음이 생기지요. 그래서 어른들이 이야기를 하면 왠지 내가 하는 일에 간섭을 하는 것처럼 느껴져요. 그런 '잔소리'가 싫어서 나타나는 감정이 '짜증'으로 표현되는 것이에요.

부모도 이런 갑작스런 아이의 변화에 신경이 곤두서고 때로는 아이와 격하게 다투기도 해요. 아이는 부모와 대화가 통하지 않는다며 방문을 쾅 닫고 방으로 들어가 버리기도 하지요. 그러다 보면 사소한 일로 시작된 싸움이 가족 간의 대화를 단절시키게 돼요.

매일 보는 가족끼리 마주칠 때마다 얼굴을 붉힌다면 매우 불편하겠지요? 이렇게 되지 않으려면 짜증이 나더라도 무작정 겉으로 표현하지 않

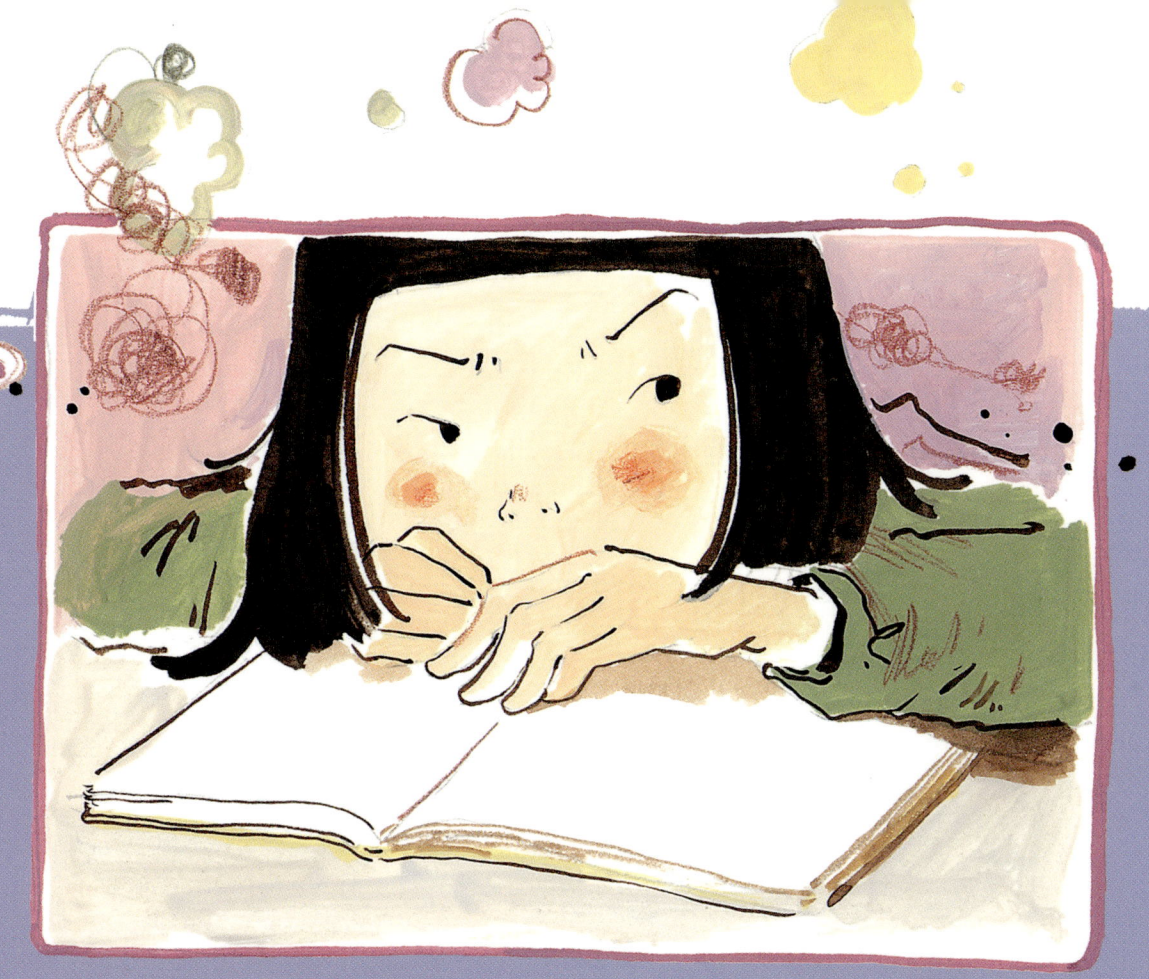

고, 어른들을 이해하려는 노력이 필요해요. 어른이 되는 과정 중 하나가 바로 자기 감정에 따른 행동을 조절하는 것이랍니다.

길거리나 마트에서 어린아이가 엄마에게 무언가를 조르다가 받아들여지지 않으면 울면서 짜증을 내는 장면을 본 경험이 있지요? 그렇다면 반대로 어른들이 그러한 행동을 하는 모습을 본 적이 있나요?

그것이 바로 아이와 어른의 다른 점이에요. 짜증이 난다고 해서 소리를 지르거나, 방문을 세게 닫거나, 욕을 하여 상대방을 불쾌하게 만들면 안 돼요. 현재 나의 기분이 어떤지 말로 표현하고, 내가 원하는 것이 무엇인지를 충분한 대화로 전하면 어떨까요?

멋져 보이고 싶어요

사춘기는 자신에 대해 많은 관심을 가지고 진지하게 생각하게 되는 시기에요. 몸이 변화하는 것을 보며 당황하기도 하고, 다른 친구들과 비교하기도 하지요. '피부가 왜 이렇게 까맣지?', '코가 왜 이렇게 낮은 거야.', '눈이 짝짝이야.', '키가 너무 작아.', '나는 너무 소심해.'라고 말이에요. 외모, 습관, 능력, 성격까지 나의 모든 것을 생각하게 되지요.

여러분은 친구들에게 멋진 친구로 인정받고 싶을 거예요. 친구들이 모두 나를 좋아해 준다면 정말 좋겠지요? 그래서 많은 청소년들이 외모에 신경을 쓰고, 텔레비전에 나오는 연예인을 따라 하기도 해요.

그런데 이상하지 않나요? 모두 '같은 몸', '같은 얼굴'이 되려고 하니 말이에요. 아름다움의 기준은 각자 달라요. 아무리 나와 친한 친구라도 좋아하는 음식과 색깔이 다르듯이 말이에요.

또 많은 친구들이 자신은 뚱뚱하다고 생각해요. 그리고 텔레비전에 나오는 깡마른 연예인들을 보면서 다이어트를 하지요. 하지만 텔레비전에 나오는 연예인들은 그 직업을 갖기 위해 만든 몸이기 때문에 그들을 기준으로 삼으면 오히려 내 몸과 마음을 해칠 수 있어요.

 내가 정말 뚱뚱한지를 확인할 때는 몸무게뿐만 아니라 키, 체형, 지방분포도, 근육량을 모두 따져 봐야 해요. 그리고 다이어트를 할 때에는 내 몸 상태에 맞게 식습관을 바꾸고 적절한 운동을 하는 것이 좋아요.

 무조건 텔레비전 속의 연예인들을 따라 하지 말고 나만의 스타일을 찾아보는 것은 어떨까요? 세상에 단 하나뿐인 소중한 내가 다른 사람을 따라 하면서 본래의 내 모습을 잃는 것은 정말 안타까운 일이에요. 중요한 것은 다른 사람에게 멋져 보이는 것이 아니라 내가 얼마나 특별하고, 멋지고, 소중한지를 스스로 느끼고 나에 대한 자신감을 가지는 것이랍니다.

 그러니 이제 나 자신에 대해 잘 알고 나를 나답게 표현하는 법을 찾아보아요.

무릎이 너무 아파요

성장통은 성장기 때 키가 자라면서 느끼는 통증을 말해요. 무릎이 아픈 것도 성장통의 일부이지요. 성장통은 근육과 힘줄의 성장 속도가 뼈의 빠른 성장 속도에 미치지 못해 일시적으로 통증이 나타나는 경우, 지나친 운동으로 성장판이 충격을 받은 경우, 또는 뼈 속이 부어서 통증이 나타나는 경우 등이 있지요.

성장통은 병이라고 할 수 없어요. 그리고 많은 사람들이 사춘기에만 성장통을 느끼는 것으로 알고 있는데, 이는 사실이 아니에요. 3~5세 무렵의 어린아이들도 비슷한 통증을 느낀다고 해요.

여러분도 키에 대한 관심이 많지요? 텔레비전에 나오는 연예인이나 스포츠 스타를 보면 키가 큰 사람이 많아요. 이렇듯 요즘 많은 사람들이 큰 키를 선호하고 있어요.

여러분 중에는 또래 친구들에 비해 키가 작아 고민하는 친구들도 있을 거예요. 부모님들도 자녀의 키가 작으면 어쩌나 하는 고민을 많이 하지요.

 키가 크려면 인스턴트 음식을 피하고, 신선한 야채와 과일, 그리고 단백질과 칼슘이 풍부한 음식을 섭취해야 해요. 충분한 잠을 통한 휴식도 중요하지요. 또 적당한 양의 운동은 키가 크는 데 많은 도움이 돼요.

 모든 사람은 각자 생김새가 달라요. 또 키와 얼굴의 크기, 손과 발의 크기 등도 다르지요. 작은 키도 나만의 개성이 될 수 있어요. 그러니 키가 작다고 움츠러들지 말고 지금의 내 모습 그대로를 사랑하고 존중해 주세요.

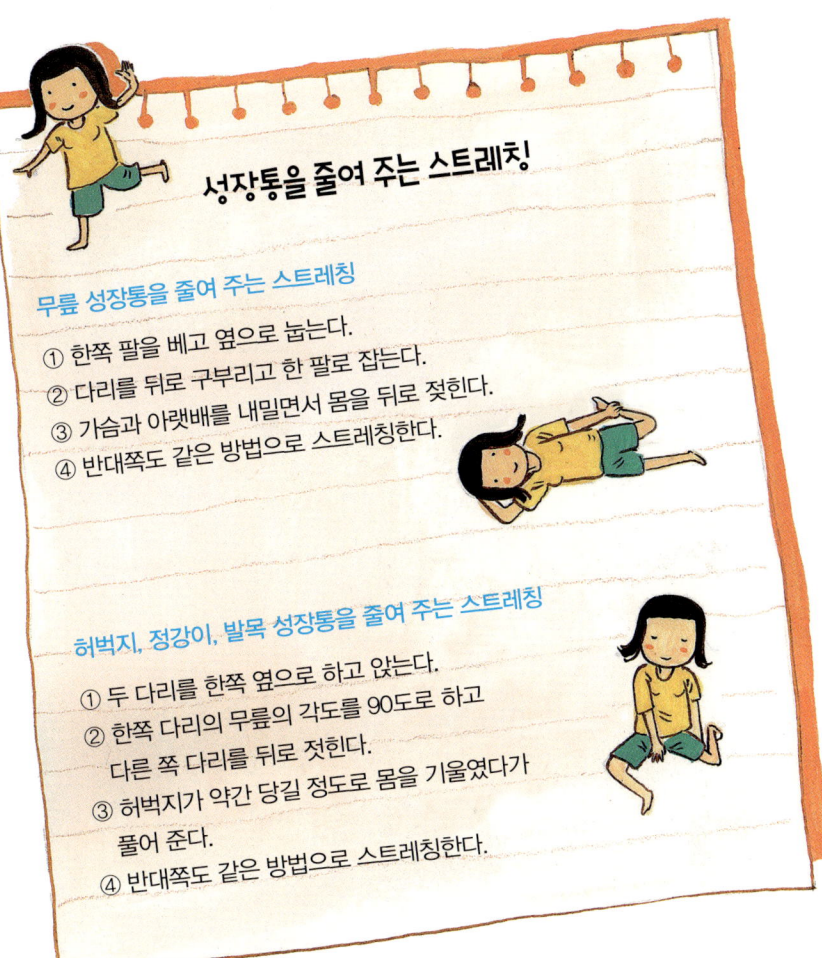

성장통을 줄여 주는 스트레칭

무릎 성장통을 줄여 주는 스트레칭

① 한쪽 팔을 베고 옆으로 눕는다.
② 다리를 뒤로 구부리고 한 팔로 잡는다.
③ 가슴과 아랫배를 내밀면서 몸을 뒤로 젖힌다.
④ 반대쪽도 같은 방법으로 스트레칭한다.

허벅지, 정강이, 발목 성장통을 줄여 주는 스트레칭

① 두 다리를 한쪽 옆으로 하고 앉는다.
② 한쪽 다리의 무릎의 각도를 90도로 하고 다른 쪽 다리를 뒤로 젖힌다.
③ 허벅지가 약간 당길 정도로 몸을 기울였다가 풀어 준다.
④ 반대쪽도 같은 방법으로 스트레칭한다.

털이 나기 시작했어요

사춘기에 몸에서 일어나는 여러 가지 변화 중 하나는 털이 자라는 것이에요. 사춘기 이전의 몸도 자세히 살펴보면 팔, 다리, 얼굴 등에 아주 얇은 솜털이 있어요. 머리카락과 눈썹도 털이라고 할 수 있지요.

그러다 사춘기가 되면 몸의 털이 굵어지고, 생식기 주변과 겨드랑이에도 털이 나게 돼요.

생식기 주변에 나는 털을 음모라고 해요. 부드럽고 솜털같이 자라기 시작해서 점점 굵어지고 무성해지지요. 음모는 민감한 생식기 주변을 보호해 주는 역할을 해요.

그 밖에 몸에 나는 털을 체모라고 해요. 남자와 여자 모두에게 체모가 나지요. 하지만 여자보다 남자에게 더 많은 양의 체모가 나요.

남자는 턱 주변에도 수염이 나기 때문에 면도를 해야 해요. 하지만 면도를 할 만큼 수염이 많이 나지 않는 사람도 있어요. 사람마다 털의 모양, 길이, 양, 색깔, 나는 방향, 나는 시기 등이 다르답니다.

털은 우리 몸에서 매우 중요한 역할을 해요. 생식기를 보호해 주기도 하고 피부병을 예방해 주기도 하지요. 그런데 털이 보기 좋지 않다는 이유로 제모(털을 뽑거나 깎아 없앰)를 하는 사람들이 많아요. 하지만 털이나

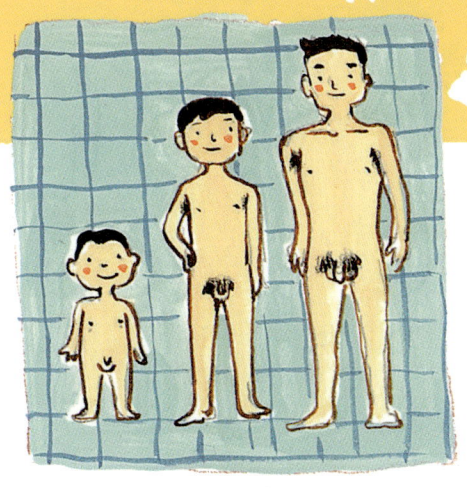
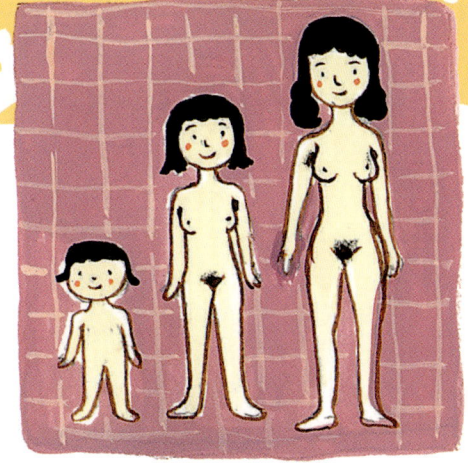

남성의 몸 　　　　　　　　여성의 몸

기 시작하는 사춘기 때는 제모가 그다지 좋지 않답니다. 특히 약품을 써서 털을 없애는 것은 피부에 손상을 줄 수 있어요. 또한 면도기를 서툴게 사용하면 상처를 입을 수도 있지요.

우리 몸에서 나는 털은 나쁜 것이 아니에요. 그러니 털이 나는 것을 자연스럽게 맞아 주세요.

털의 역할

① 외부 자극으로부터 우리 몸을 보호해요. 머리카락처럼 햇빛이나 물리적 자극으로부터 피부를 보호하기도 하고, 속눈썹처럼 땀이나 먼지가 눈 속으로 들어가는 것을 막아 주기도 하지요.

② 체온을 유지해요.

③ 아주 작은 근육과 연결되어 있어 피부 감각을 도와요.

④ 마찰을 줄여 줘요. 살과 살이 부딪히게 되면 피부에 손상을 입게 되는데, 털이 마찰을 줄여 피부를 보호하지요.

내 몸의 불청객, 여드름

아기의 피부를 본 적 있나요? 뽀얗고 보드랍지요? 여러분도 아기 때는 그런 좋은 피부를 가졌을 거예요.

사춘기에는 얼굴에 뾰루지가 많이 나기 시작하는데 이것을 여드름이라고 해요. 호르몬의 분비가 왕성해지면서 나타나는 현상이지요. 호르몬의 자극에 의해 피지선이 성숙됨에 따라 피지 분비량이 많아지는데, 이 피지가 밖으로 나가지 못하고 모공이나 피지선에 쌓이면 여드름이 되는 거예요. 여드름은 주로 10대에 많이 나타나지만 20대가 되어서 나타나는 경우도 있어요.

여드름은 얼굴뿐만 아니라 목, 가슴, 등, 엉덩이, 어깨에도 나타나요. 몸에 나는 여드름은 스트레스나 수면 부족이 원인이라고 해요. 그리고 여드름은 유전적으로 나타나기도 한답니다.

여드름에는 세 종류가 있어요. 모공이 막히거나 닫혔을 때 나타나는 끝이 약간 희고 불그스레한 흰 여드름, 모공은 막혀 있지만 끝이 열려 있어서 어두운 색을 가진 검은 여드름, 그리고 뾰루지가 곪아서 노란 고름이 고인 염증성 여드름이 있지요.

여드름은 일주일 정도가 지나면 없어지지만 때로는 빨갛게 커지면서 아프기도 해요.

여드름은 잘못 짜면 흉터가 남고 피부를 상하게 할 수 있어요. 그러니 병원에 가서 여드름의 종류에 따라 그에 맞는 치료법으로 관리하는 것이 좋아요.

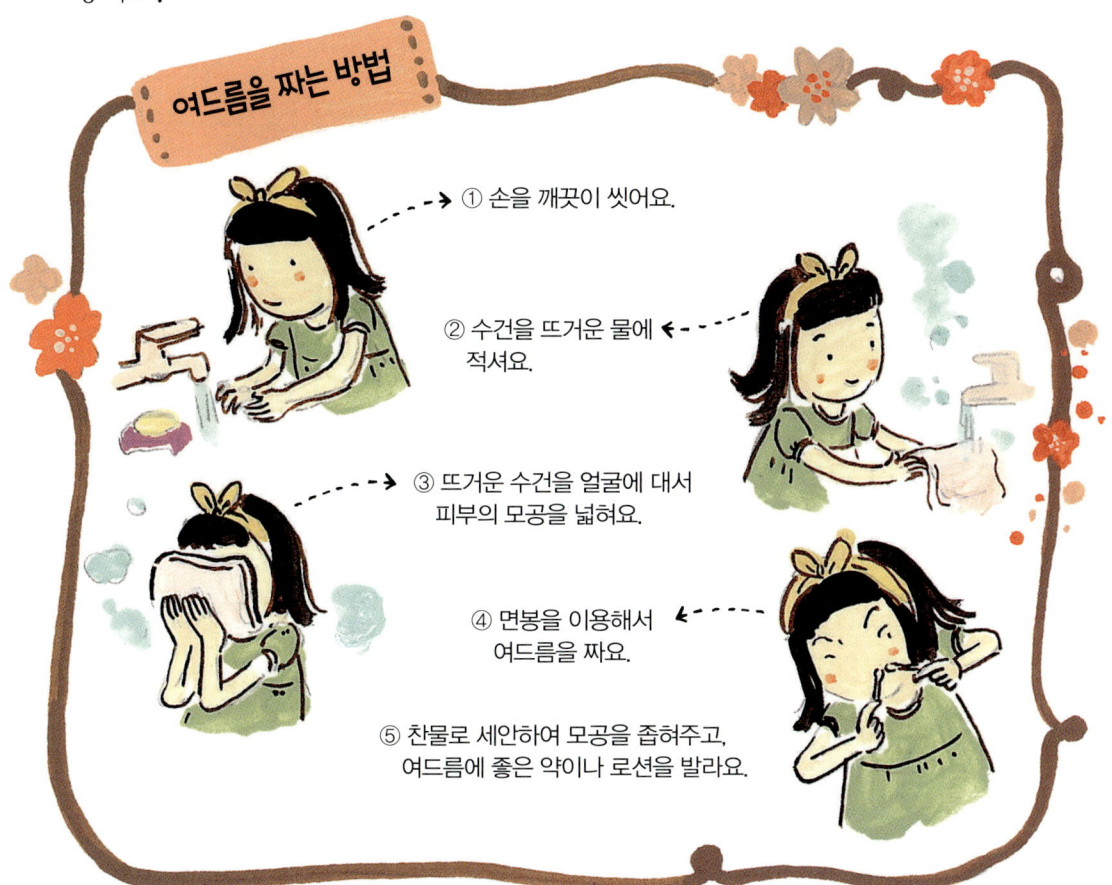

여드름을 짜는 방법

① 손을 깨끗이 씻어요.
② 수건을 뜨거운 물에 적셔요.
③ 뜨거운 수건을 얼굴에 대서 피부의 모공을 넓혀요.
④ 면봉을 이용해서 여드름을 짜요.
⑤ 찬물로 세안하여 모공을 좁혀주고, 여드름에 좋은 약이나 로션을 발라요.

여드름, 이렇게 관리해요!

매일 깨끗하게 씻어요.

머리를 자주 감고 머리카락이 얼굴에 닿지 않도록 하는 것이 좋아요. 머리카락에 있는 유분이 여드름에 영향을 줄 수 있기 때문이에요. 그래서 앞머리가 있는 친구들은 이마에 여드름이 생기는 경우가 종종 있답니다. 세수도 깨끗이 하여 얼굴에 기름기가 쌓이는 것을 막아야 해요.

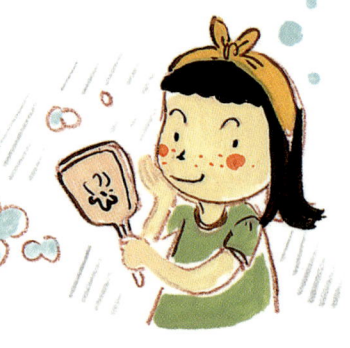

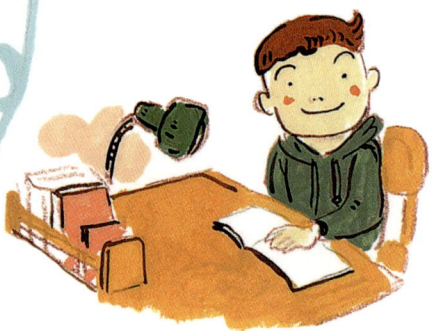

손으로 얼굴을 만지지 않아요.

손에는 우리 눈에 보이지 않는 수많은 먼지와 세균이 있어요. 더러운 손으로 얼굴을 만지면 먼지나 세균이 얼굴로 옮아가지요. 그렇게 되면 얼굴의 모공이 막힐 수 있고 세균이 피부를 자극해 여드름을 악화시킬 수 있어요. 그러니 얼굴을 손으로 만지는 습관이 있다면 고치는 것이 좋아요.

기름기가 많은 음식이나 인스턴트 음식을 주의해요.

많은 양의 과자나 초콜릿, 탄산음료와 같은 인스턴트 음식은 여드름을 악화시켜요. 이런 음식 대신 비타민이 풍부한 제철 과일이나 채소를 먹는 것이 좋아요.

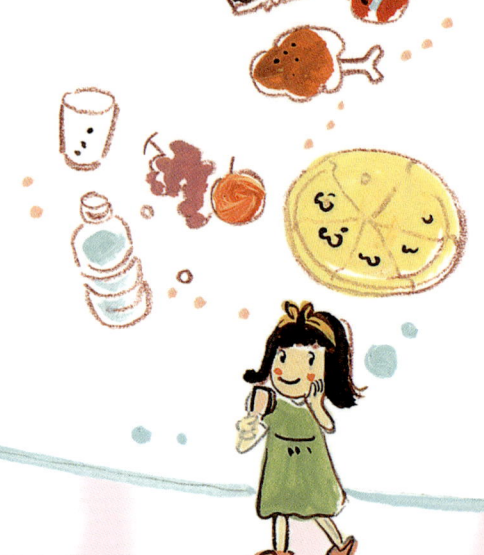

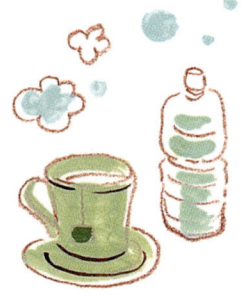

물을 충분히 마셔요.

하루에 6잔 이상의 물을 마시는 것이 좋아요. 물을 많이 마시면 몸에 쌓인 노폐물이 빠져나가서 건강에도 좋답니다.

충분한 휴식을 취해요.

스트레스가 심하거나 잠이 부족하면 부신피질호르몬이 분비되어 피지선을 자극하게 돼요. 그러면 여드름이 생기기 쉽지요. 그러므로 스트레스를 잘 관리하고 충분한 수면을 취해야 해요.

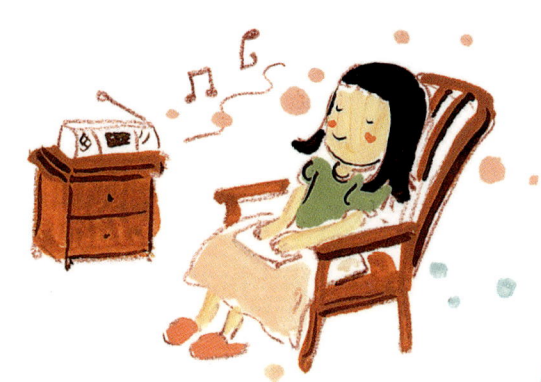

여드름을 무조건 짜지 않아요.

여드름은 일주일 정도가 지나면 사라지기도 하니, 무조건 짜지 마세요. 잘못 짜면 오히려 흉터가 생길 수도 있답니다.

변성기는 남자만 오나요?

사춘기에는 남성호르몬 중 하나인 테스토스테론이 분비되면서 목소리에 변화가 와요. 이 시기를 변성기라고 하지요. 변성기는 보통 16세 전후로 경험하게 돼요.

일반적으로 남자에게만 변성기가 나타난다고 생각하지만 여자에게도 변성기가 있어요. 다만 남자처럼 목소리의 변화가 뚜렷하지 않을 뿐이랍니다.

테스토스테론이 성대를 자극하면 성대가 두껍고 길어지는데, 이때 남

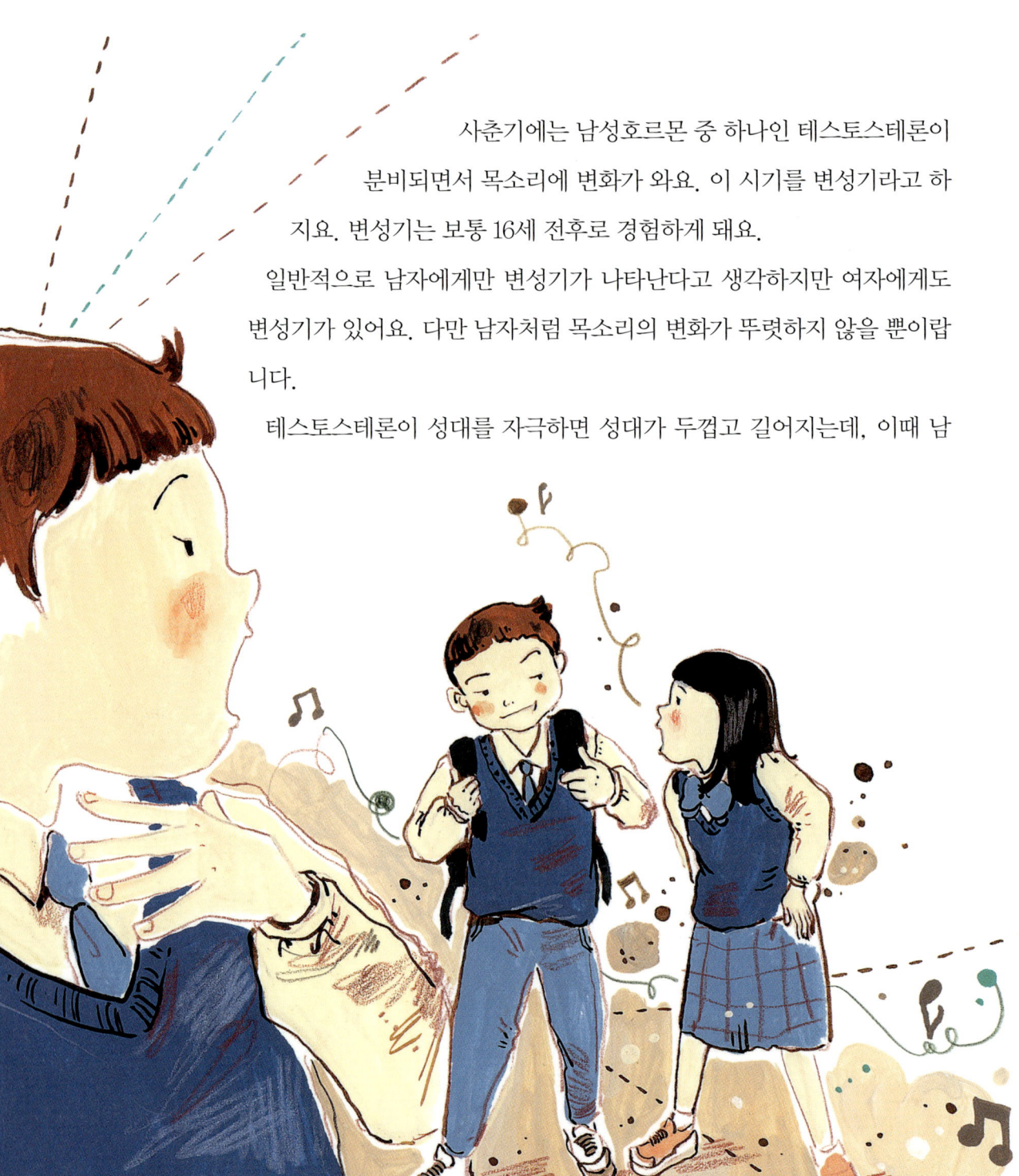

자에게 목젖이 생기게 돼요. 여자 역시 소량의 테스토스테론이 분비되어 성대가 발달하지만 남자보다 작고 일정한 방향으로 자라기 때문에 목소리에 큰 변화를 가져오지는 않아요.

변성기가 되면 목소리가 저음으로 바뀌어요. 보통 남자는 1옥타브, 여자는 3음 정도가 내려간다고 해요. 그리고 성대가 성장을 마치면 목소리의 변화는 점차 줄어들고 고정되지요.

변성기 때 성대를 제대로 관리하지 못하면 성대 질환이 생기고 성인이 되어서도 너무 얇고 가는 목소리나 불안정한 톤을 갖게 되는 등의 좋지 않은 영향을 미쳐요.

청소년들은 시험이 끝나거나 친구의 생일이면 자주 노래방에 가요. 노래방에서 노래를 부르면 흥이 나서 더 큰 소리로 노래를 부르게 되는데, 이때 목에 무리가 갈 수 있으니 주의해야 해요.

변성기의 목 관리 방법

① 물을 자주 마셔 성대가 촉촉한 상태를 유지하도록 해요.
② 목에 무리가 가지 않도록 적절한 성량으로 말해요.
③ 탄산음료를 많이 마시지 않아요.
④ 음주나 흡연을 하지 않아요.

산부인과, 비뇨기과는 억울해

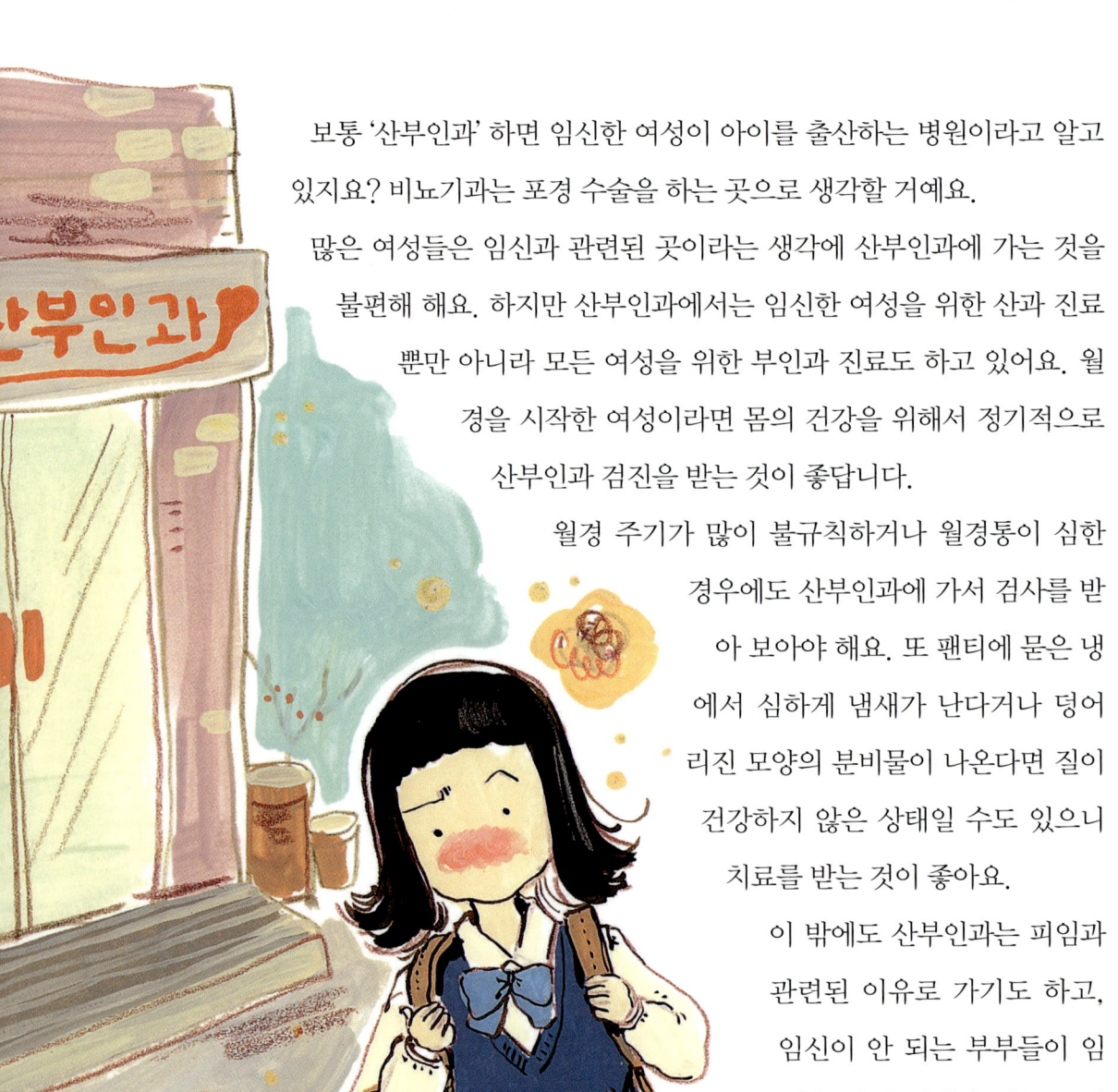

보통 '산부인과' 하면 임신한 여성이 아이를 출산하는 병원이라고 알고 있지요? 비뇨기과는 포경 수술을 하는 곳으로 생각할 거예요.

많은 여성들은 임신과 관련된 곳이라는 생각에 산부인과에 가는 것을 불편해 해요. 하지만 산부인과에서는 임신한 여성을 위한 산과 진료뿐만 아니라 모든 여성을 위한 부인과 진료도 하고 있어요. 월경을 시작한 여성이라면 몸의 건강을 위해서 정기적으로 산부인과 검진을 받는 것이 좋답니다.

월경 주기가 많이 불규칙하거나 월경통이 심한 경우에도 산부인과에 가서 검사를 받아 보아야 해요. 또 팬티에 묻은 냉에서 심하게 냄새가 난다거나 덩어리진 모양의 분비물이 나온다면 질이 건강하지 않은 상태일 수도 있으니 치료를 받는 것이 좋아요.

이 밖에도 산부인과는 피임과 관련된 이유로 가기도 하고, 임신이 안 되는 부부들이 임신을 하기 위해서 가는 곳이기도 하지요.

비뇨기과 역시 포경 수술만 하는 것이 아니에요. 남성과 여성의 신장, 요관, 방광 등의 진료와 성병과 관련된 진료도 하고 있지요.

감기에 걸리면 내과나 이비인후과에 가고 이가 아프면 치과에 가는 것처럼, 산부인과나 비뇨기과도 마찬가지랍니다. 그런데 왜 산부인과나 비뇨기과에 가는 것을 꺼리는 걸까요?

산부인과나 비뇨기과는 성과 관련된 진료를 하는 곳이라는 생각이 강하기 때문이에요. 또 다른 사람에게 은밀한 부분을 보여 줘야 한다는 두려움과 나의 성 경험이 밝혀지는 것은 아닐까하는 걱정이 생기기도 하지요. 그러나 이런 걱정은 할 필요가 없어요. 병원에 가서 검사를 한다고 해서 그러한 것들이 다 밝혀지지는 않아요.

산부인과, 비뇨기과도 다른 병원들과 마찬가지로 우리의 건강을 위해서 존재하는 곳이라는 것을 바로 알고, 당당하게 가도록 해요.

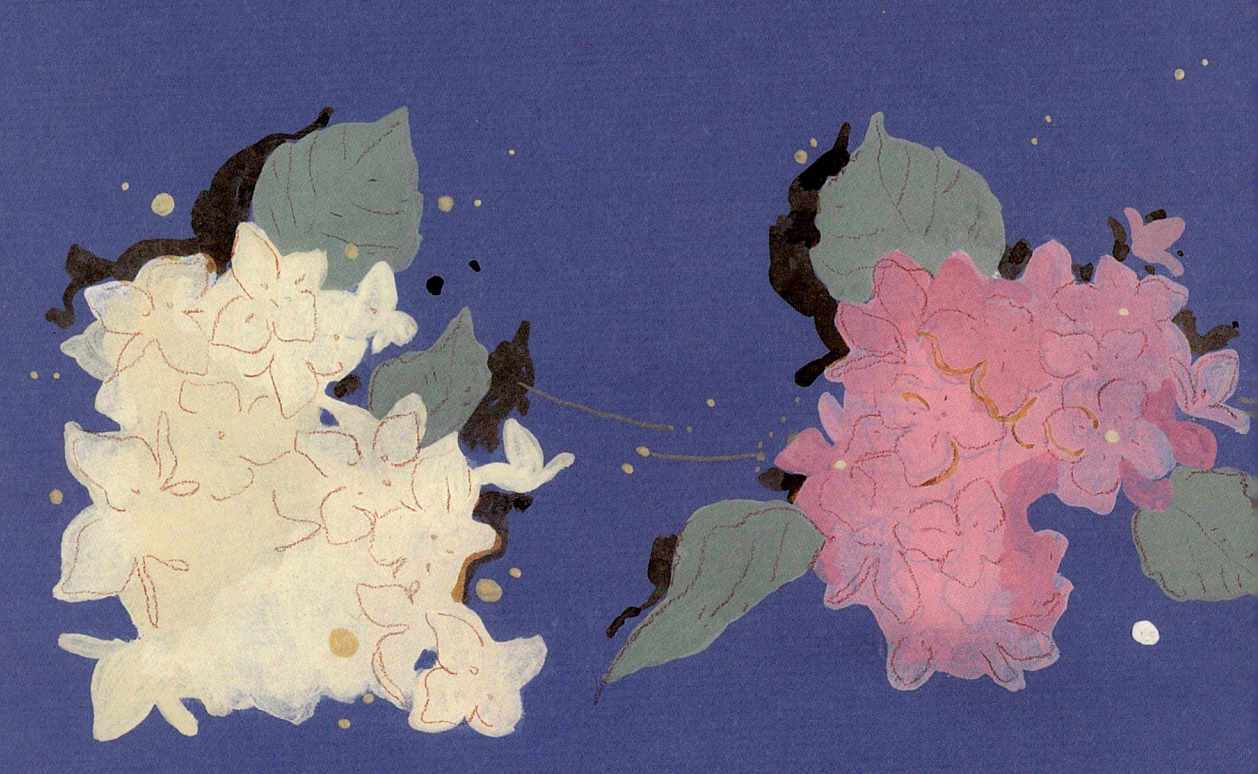

제2장
소녀에서 여성이 되다

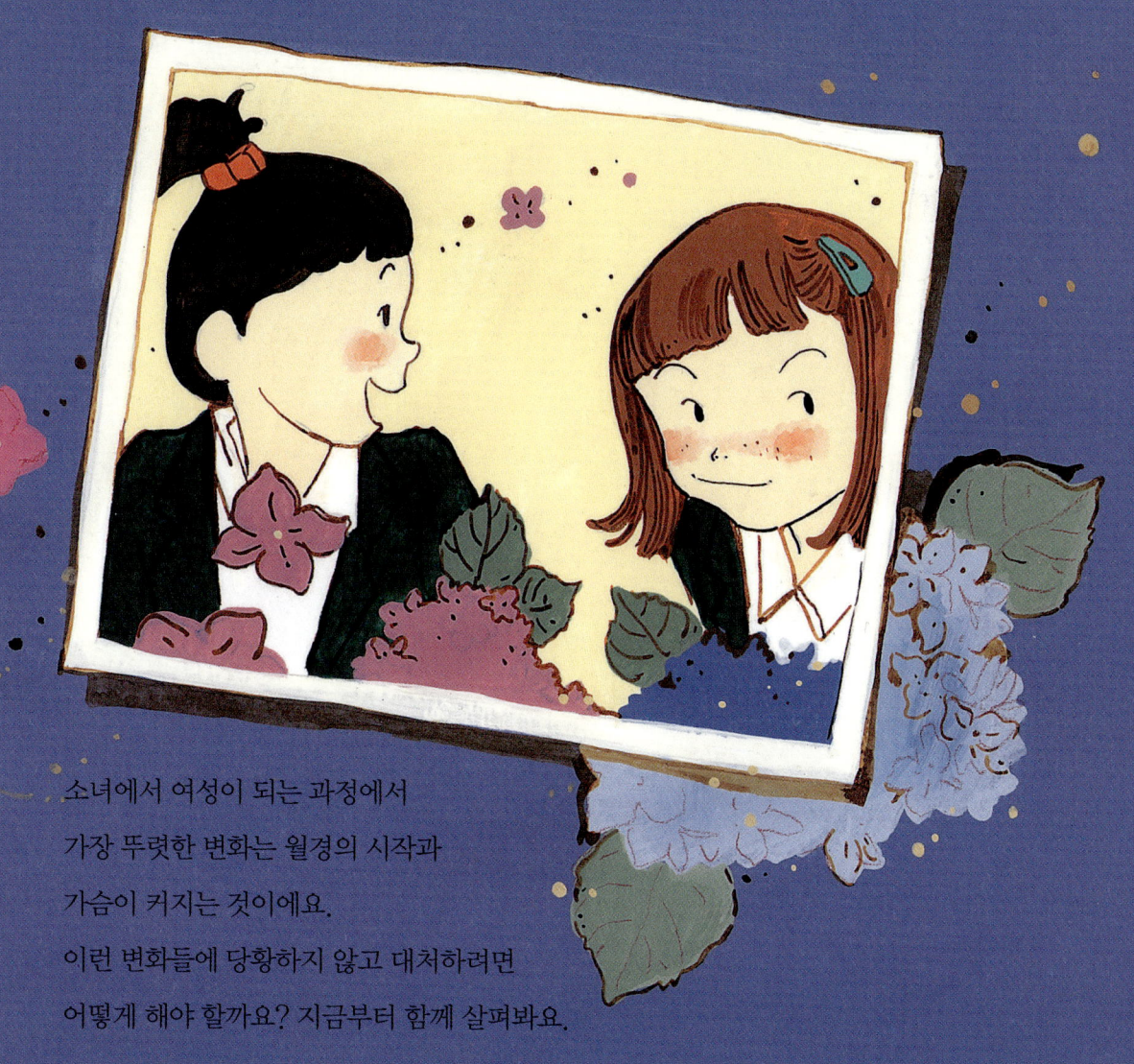

소녀에서 여성이 되는 과정에서
가장 뚜렷한 변화는 월경의 시작과
가슴이 커지는 것이에요.
이런 변화들에 당황하지 않고 대처하려면
어떻게 해야 할까요? 지금부터 함께 살펴봐요.

여성의 생식기는 어떻게 생겼어요?

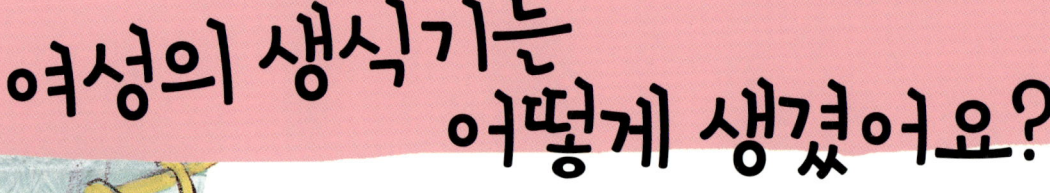

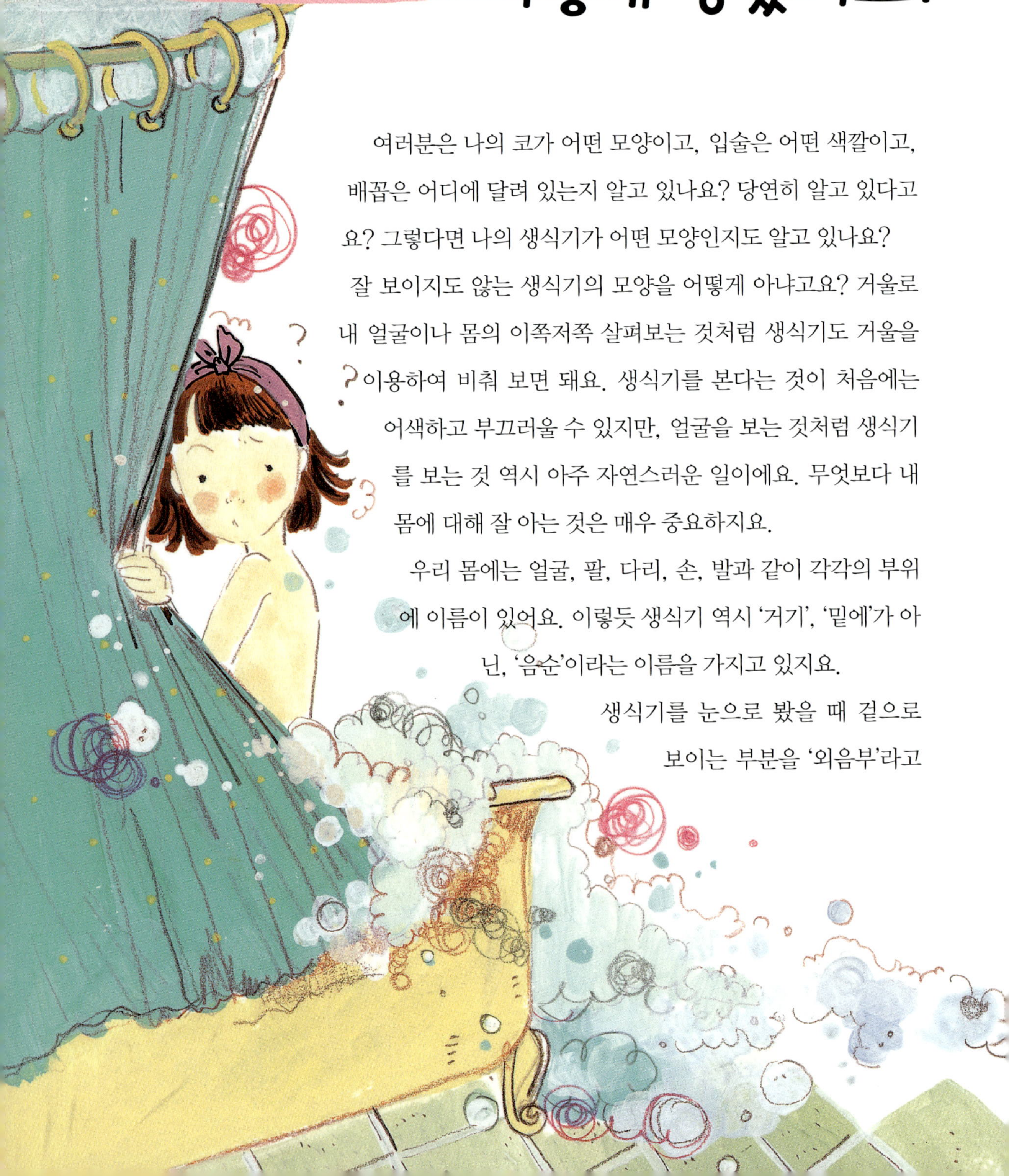

여러분은 나의 코가 어떤 모양이고, 입술은 어떤 색깔이고, 배꼽은 어디에 달려 있는지 알고 있나요? 당연히 알고 있다고요? 그렇다면 나의 생식기가 어떤 모양인지도 알고 있나요?

잘 보이지도 않는 생식기의 모양을 어떻게 아냐고요? 거울로 내 얼굴이나 몸의 이쪽저쪽 살펴보는 것처럼 생식기도 거울을 이용하여 비춰 보면 돼요. 생식기를 본다는 것이 처음에는 어색하고 부끄러울 수 있지만, 얼굴을 보는 것처럼 생식기를 보는 것 역시 아주 자연스러운 일이에요. 무엇보다 내 몸에 대해 잘 아는 것은 매우 중요하지요.

우리 몸에는 얼굴, 팔, 다리, 손, 발과 같이 각각의 부위에 이름이 있어요. 이렇듯 생식기 역시 '거기', '밑에'가 아닌, '음순'이라는 이름을 가지고 있지요.

생식기를 눈으로 봤을 때 겉으로 보이는 부분을 '외음부'라고 해요. 외음부의 가장 바깥쪽에는 입술 모양의 살인 '대음순'이 있어요. 대음순은 음핵과 요도, 질의 입구를 덮고 있지요. 대음순은 음모로 덮여 있는데, 그 안에는 얇은 '소음순'이 있어요. 대음순과 소음순은 질입구로 나쁜 세균이 들어오는 것을 막아 질을 보호해 줘요.

소음순 위쪽에 조금 나와 있는 부분은 '음핵(클리토리스)'이라고 해요. 음핵은 매우 민감해요.

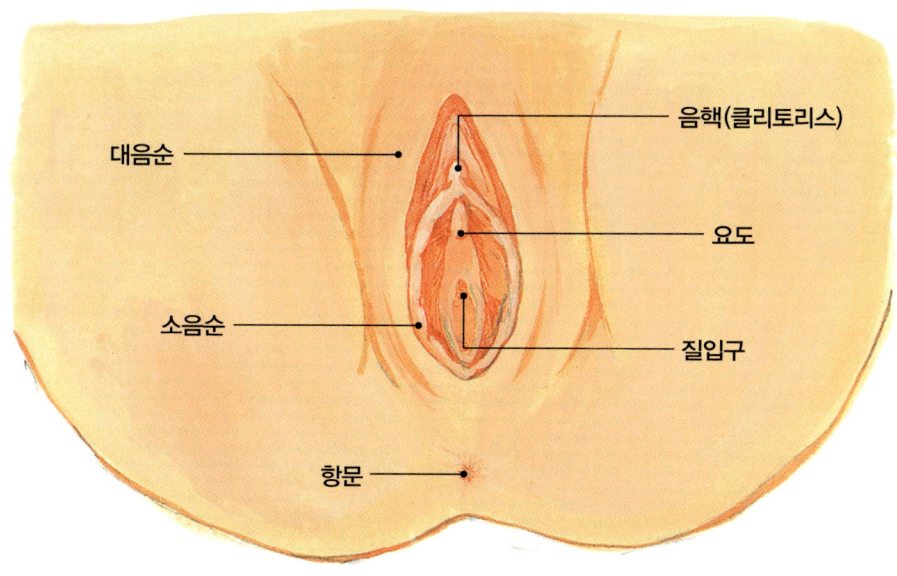

〈여성의 외부 생식기〉

'요도'는 소변이 나오는 곳이고, '항문'은 대변이 나오는 곳이에요. 이 둘의 중간에는 월경할 때 피가 나오고, 출산할 때 아기가 나오는 '질입구'가 있어요. 그래서 대변을 본 후 휴지로 닦을 때는 세균이 질에 들어가지 않도록 앞에서 뒤로 닦는 것이 좋아요.

'질'은 출산시 아기가 나올 만큼 탄력이 뛰어난 근육으로 이루어져 있어요. 사춘기 때부터 자라기 시작하여 성인이 되면 7~10cm 정도가 되지요. 밖에서 보이는 구멍은 질의 입구로, 질은 자궁경부까지 이어져 있어요.

'자궁'은 아기가 자라는 곳이에요. 또 월경할 때 나오는 월경혈, 자궁내벽, 조직이 있는 곳이기도 하지요. 주먹보다 조금 작은 크기로, 배꼽 한 뼘 정도 아래에 있답니다.

자궁의 양쪽에는 '난소'가 있어요. 난소는 아기가 되는 '난자'를 만드는 일을 해요. 여성은 태어날 때부터 난소에 난세포를 가지고 태어나요. 그리고 사춘기가 되면 난세포가 성숙해져서 한 달에 한 번씩 난자를 내보내는 월경을 하게 되지요.

자궁과 난소는 '나팔관(난관)'으로 연결되어 있고, 자궁의 끝부분에는 자궁의 문 역할을 하는 '자궁경부'가 있어요. 자궁경부는 질과 연결되어 있어서 월경혈과 자궁에서 자란 아기가 이 문을 통해서 나오지요.

선생님이나 친구가 내 이름을 알고 정확히 불러 주면 기분이 좋듯이 사랑하는 내 몸의 이름도 정확히 불러 줘야 한답니다.

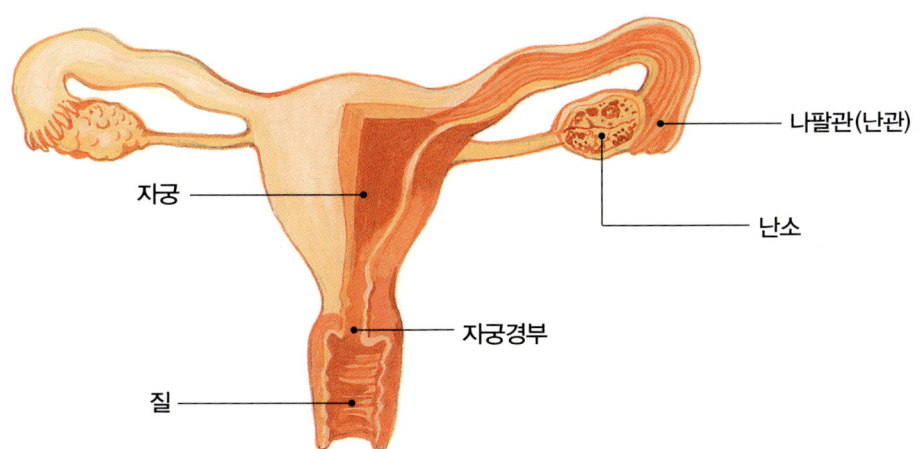

<여성의 내부 생식기>

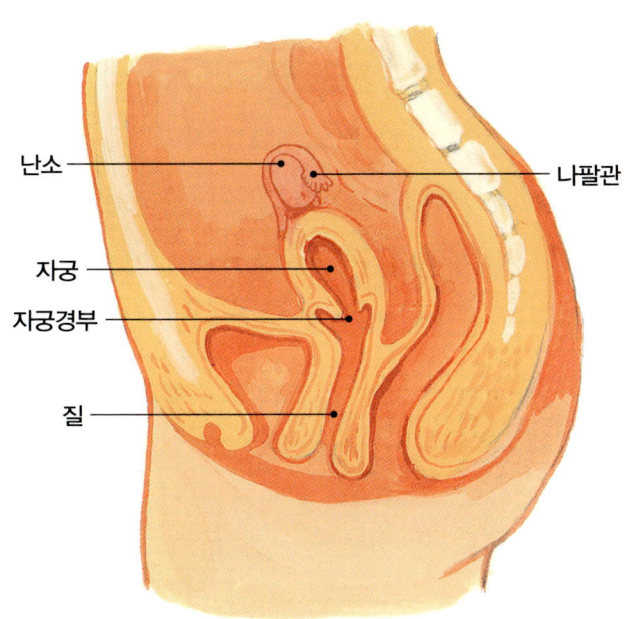

2장 소녀에서 여성이 되다 · 39

월경이 뭐예요?

월경이란 몸에서 피가 나오는 것을 말해요. 왜 다치지도 않았는데 피가 나오는 걸까요?

사춘기 여성의 몸에서 일어나는 가장 큰 변화가 바로 월경이에요. 월경은 생리의 또 다른 이름이지요.

사춘기가 되면 팬티에 끈끈한 액이 묻어 있는 것을 보고 놀랄 수 있어요. 하지만 너무 걱정하지 않아도 돼요. 팬티에 묻은 끈끈한 액은 '냉'이라는 것으로, 이는 곧 월경을 할 거라는 몸의 신호랍니다.

월경이 시작되면 질을 통해 붉은 피가 나와요. 월경을 할 때 나오는 피는 내 몸에서 가장 깨끗하고 영양분이 많은 피예요. 이 피는 다쳐서 나오는 피와는 달리 내가 건강하게 잘 성장하고 있다는 표시랍니다. 또 임신을 할 수 있는 몸이 되었다는 것을 뜻하기도 하지요.

이처럼 월경을 한다는 것은 자연스럽고 의미 있는 일이에요. 여러분이 아무런 문제 없이 소녀에서 숙녀가 된 것이기 때문이에요. 그러니 월경을 시작한 것에 대해 부끄러워하거나 숨기지 않아도 돼요.

월경을 시작하면 월경대(생리대)를 준비해야 해요. 월경대는 월경 기간에 사용하는 여성용품이에요. 월경혈의 양에 따라 그에 맞는 월경대를 사용해야 하지요. 월경대는 위생을 위해 자주 갈아 주는 것이 좋아요. 또한 건조한 곳에 보관해야 월경대에 이물질이 생기는 것을 예방할 수 있답니다.

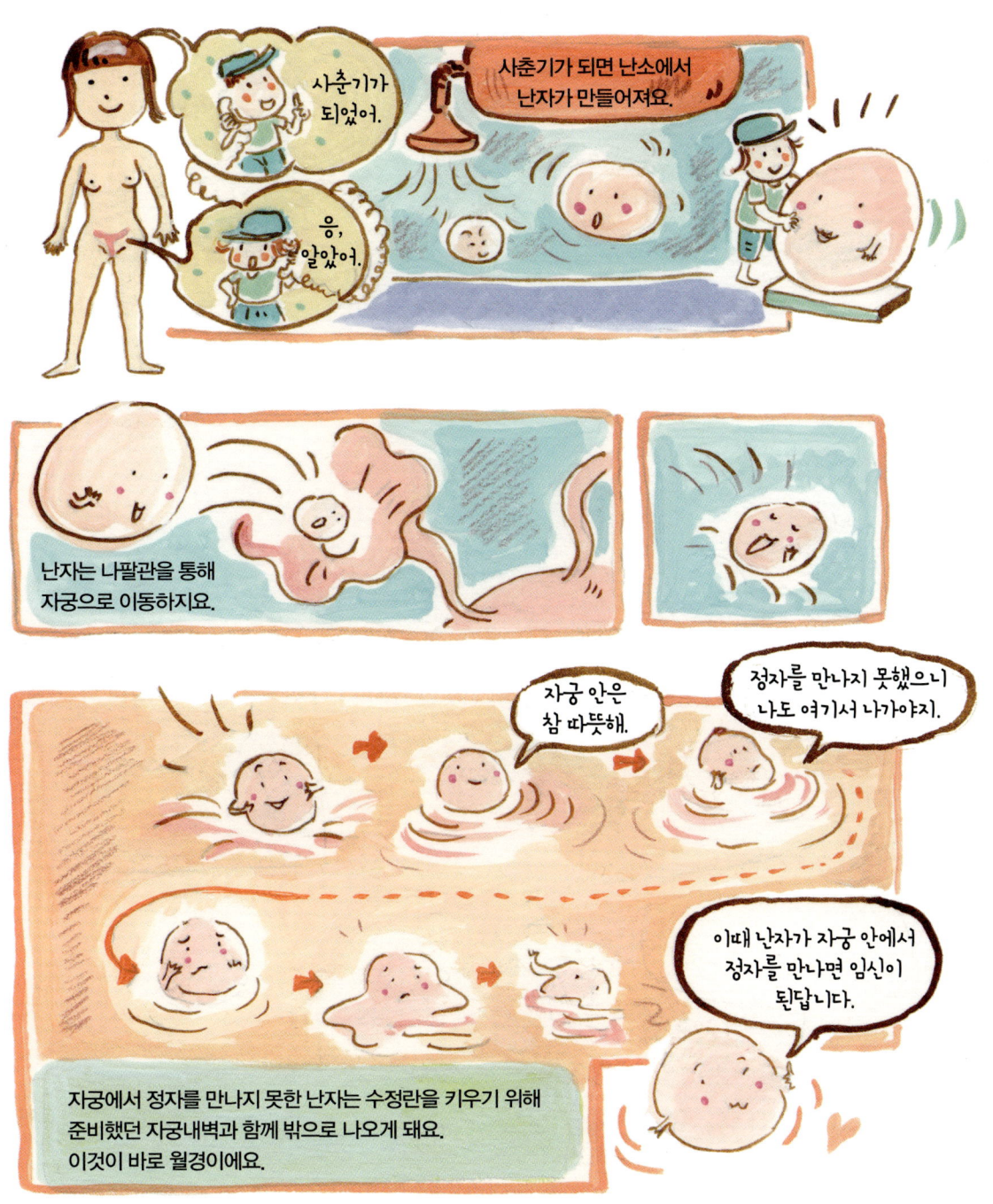

월경은 왜 하는 걸까요?

사춘기가 되면 여성 호르몬이 만들어지면서 난소에서 난자가 자라게 돼요. 난자가 충분히 자라면 난소는 프로게스테론이라는 호르몬을 통해 자궁의 내벽을 두껍게 만들라고 신호를 보내요.

자궁의 내벽은 모세혈관, 점액, 혈액으로 이루어져 있어요. 두께는 1cm 정도이지요. 자궁내벽을 두껍게 만드는 이유는 아기가 되는 수정란을 보호하기 위해서예요.

튼튼하게 자란 난자는 한 달에 한 번씩 자궁 양쪽에 있는 난소에서 번

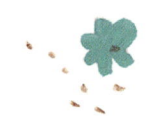

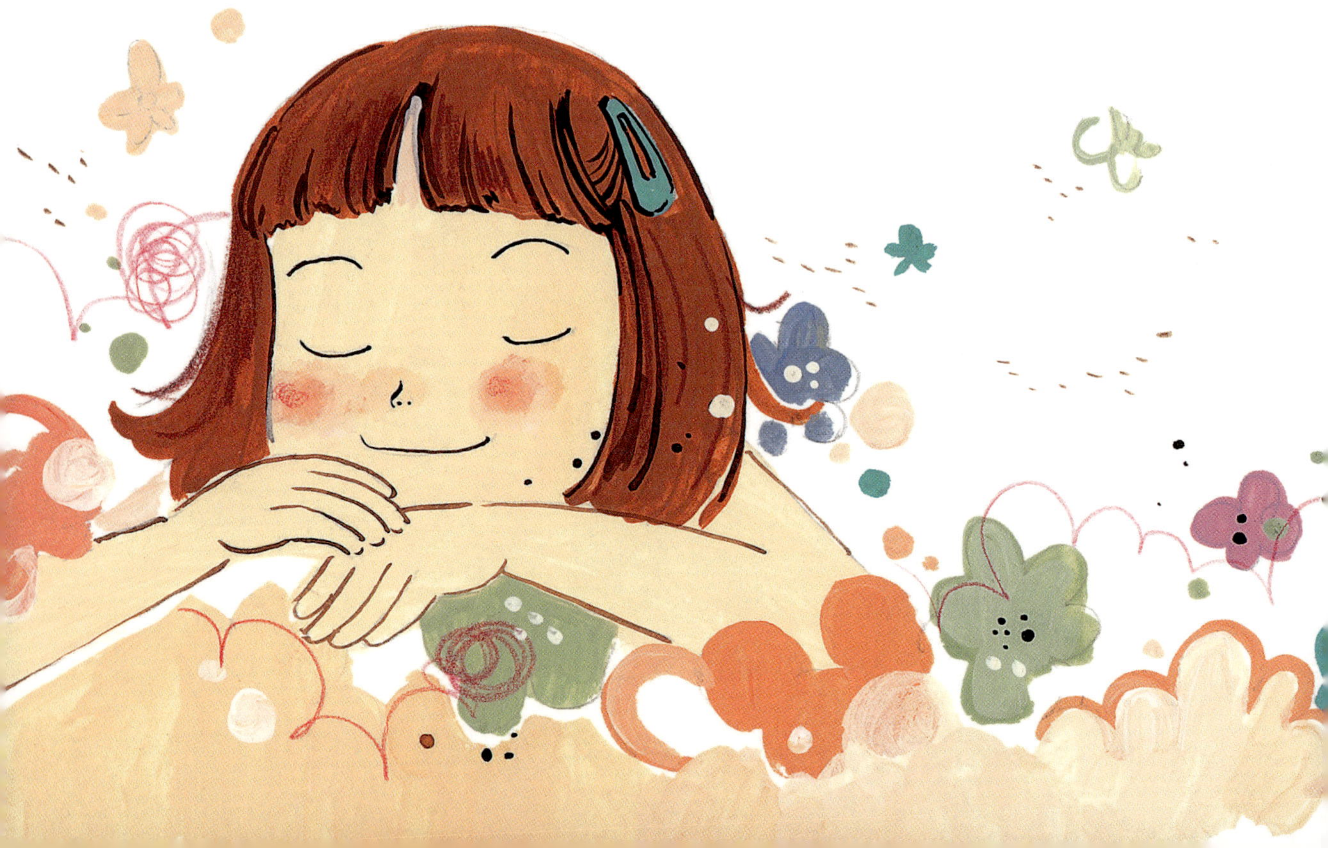

갈아 가며 나와요. 그리고 운동성 세포 기관인 섬모의 도움을 받아 나팔관으로 이동하지요. 이것을 배란이라고 해요.

배란이 된 후 난자가 자궁 안에서 정자를 만나 수정이 되면 임신이 돼요. 하지만 정자를 만나지 못하면 두껍게 만들어 놓았던 자궁내벽이 자연스럽게 떨어져요. 그리고 자궁의 다른 조직들과 함께 질을 통해 몸 밖으로 나오게 되지요. 이것이 바로 월경이에요. 그리고 처음으로 하는 월경을 초경이라고 한답니다.

월경의 원리

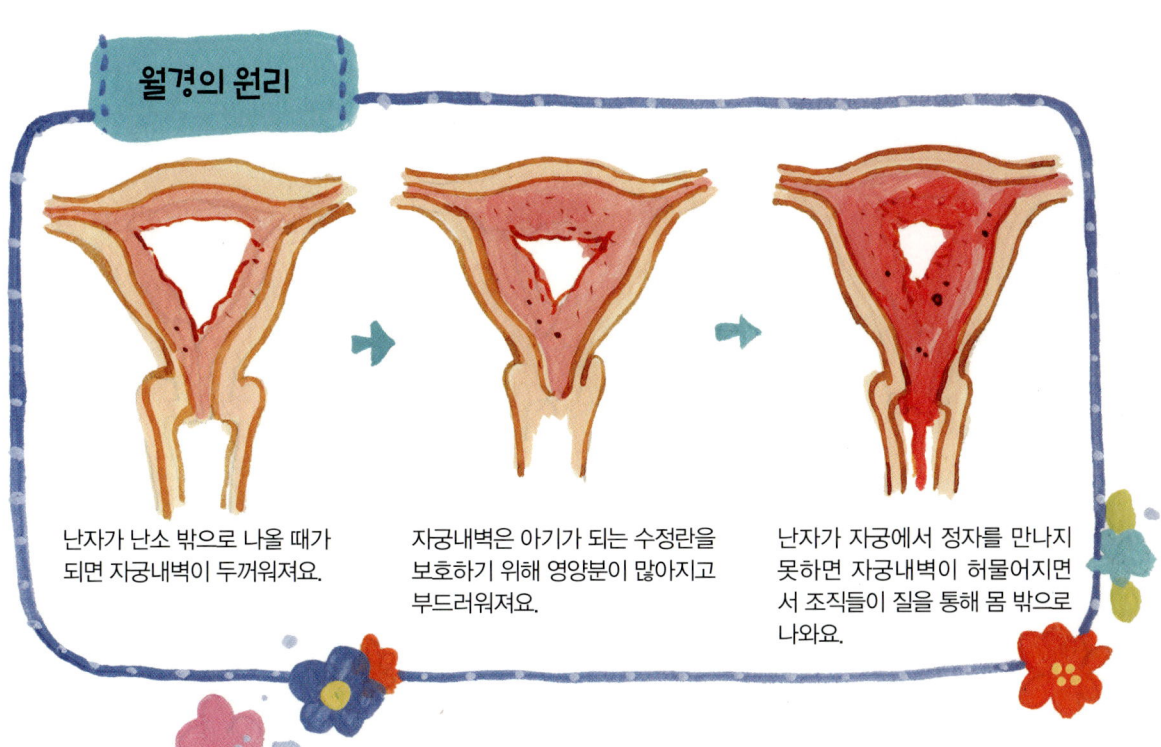

난자가 난소 밖으로 나올 때가 되면 자궁내벽이 두꺼워져요.

자궁내벽은 아기가 되는 수정란을 보호하기 위해 영양분이 많아지고 부드러워져요.

난자가 자궁에서 정자를 만나지 못하면 자궁내벽이 허물어지면서 조직들이 질을 통해 몸 밖으로 나와요.

갑자기 초경이 시작되면 어떻게 해야 하죠?

집이 아닌 학교나 학원에서 초경이 시작되면 당황스러울 거예요. 혹시나 옷에 묻어 다른 사람이 볼까 걱정이 되기도 하지요. 초경은 언제, 어디서 시작할지 모르기 때문에 미리 준비를 해야 해요.

초경을 할 때쯤이면 팬티에 냉이 묻어 나와요. 이는 곧 월경을 하게 된다는 표시이니 그때부터 월경대를 가방 속에 넣어 두는 것이 좋아요.

미리 월경대를 준비하지 못했더라도 학교 보건실, 공중화장실의 자판기, 또는 편의점이나 약국에서 구할 수 있으니 너무 걱정하지 않아도 돼요.

월경대를 구할 수 없는 상황이라면 임시로 휴지를 두껍게 접어 사용하는 방법이 있어요. 실수로 옷에 월경혈이 묻었다면 겉옷을 허리에 묶어서 가리면 돼요.

속옷에 묻은 월경혈은 찬물과 중성 세제를 이용해 빨아야 해요. 뜨거운 물을 사용하면 단백질 성분으로 구성된 피가 응고되어 얼룩이 잘 지워지지 않으니 꼭 찬물을 사용하세요.

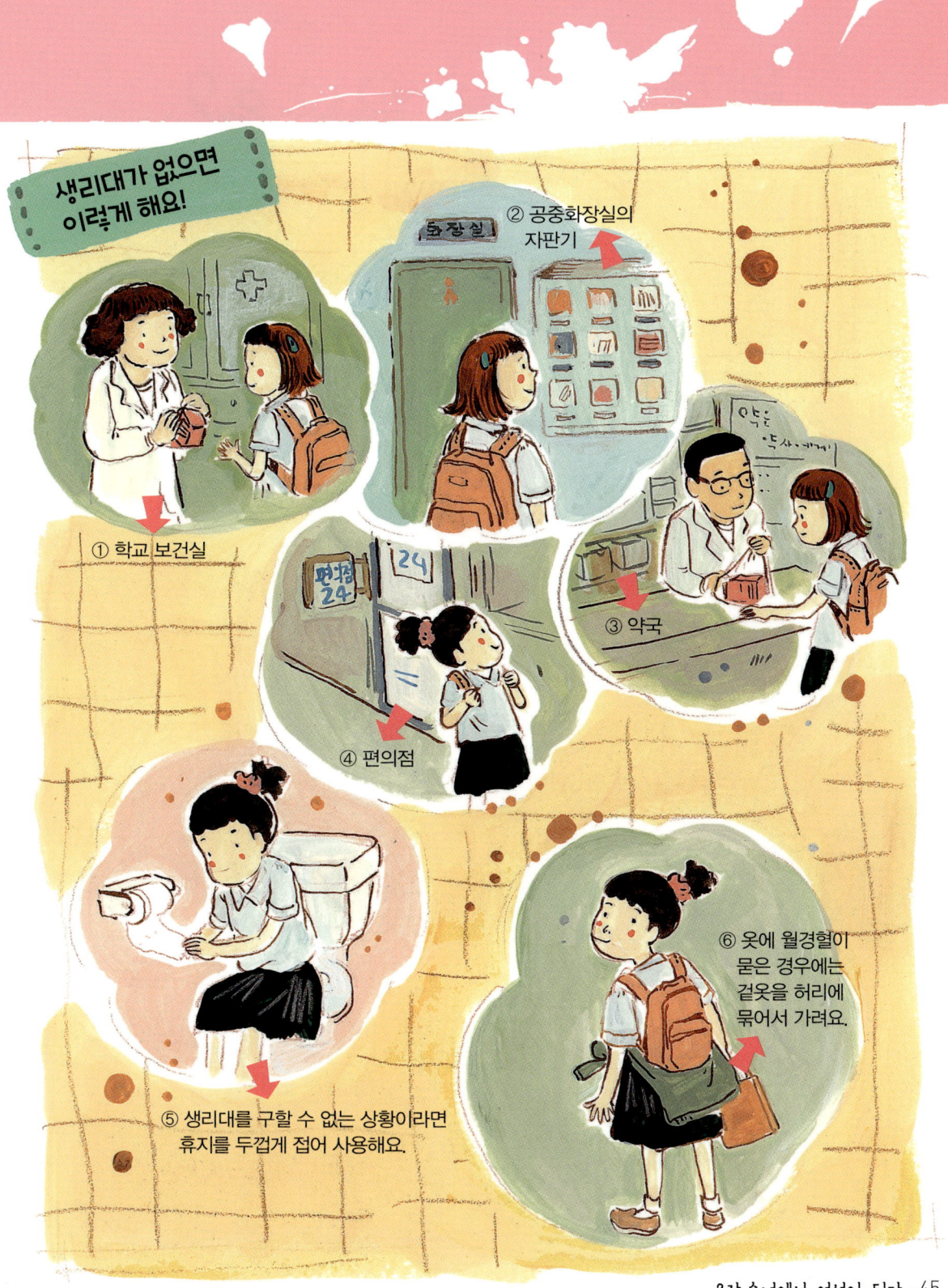

월경은 언제 하나요?

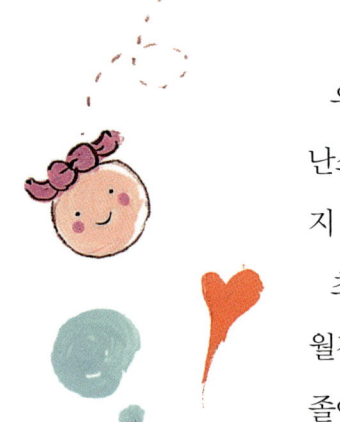

우리 몸에서 튼튼하게 자란 난자가 한 달에 한 번씩 자궁 양쪽에 있는 난소에서 번갈아 가며 나온다고 했지요? 자궁 안에서 난자가 수정이 되지 못하면 자궁내벽이 허물어지면서 월경도 매달 한 번씩 하게 돼요.

초경을 시작할 때 미리 준비를 하지 못해 당황스러웠는데, 이렇게 매달 월경이 찾아온다니! 그럼 언제 월경을 시작할지 몰라 매일매일 마음을 졸이며 생활해야 할까요?

아니에요. 정말 신기하게도 월경은 일정한 주기로 찾아오거든요. 이것을 '월경 주기'라고 해요. 월경 주기는 월경을 시작한 첫날부터 다음번 월경 시작 전날까지의 기간을 말해요.

월경 주기는 사람마다 달라요. 보통 26일에서 35일 사이지요. 즉, 26일마다 월경을 하는 사람이 있고, 27일, 28일, 혹은 35일마다 월경을 하는 사람이 있는 거예요.

초경을 한 후 몇 개월 동안은 월경을 하지 않거나 월경 주기가 불규칙할 수 있어요. 난소가 성숙하는 중이기 때문이에요. 보통 규칙적인 월경 주기를 갖기까지는 1년에서 2년 정도가 걸려요.

월경이 시작되면 나만의 월경 주기를 알아 두는 것이 좋아요.

월경 주기를 아는 방법은 월경을 할 때마다 시작 날짜를 적어 두거나 달력에 표시하는 방법이 있어요. 그렇게 몇 달간 표시하다 보면 다음 월경 예정일을 미리 알 수 있지요.

초경 이후 1년 반이 지나도 다음 월경을 하지 않으면 의사에게 진찰을 받아 보는 것이 좋아요. 또 스트레스를 많이 받거나 무리한 다이어트를 하면 일시적으로 월경이 나오지 않거나 월경 주기가 바뀌기도 해요. 월경 주기가 일정한 것은 내 몸이 건강하다는 증거랍니다.

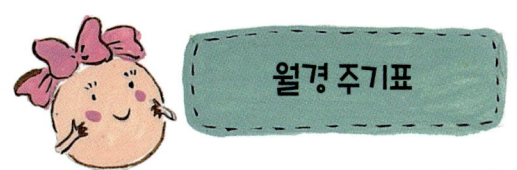
월경 주기표

🟨 월경 시작일　● 양이 많은 날　○ 양이 보통인 날　△ 양이 적은 날

날짜	1	2	3	4	5	6	7	8	9	10	11	12	13	14	15	16	17	18	19	20	21	22	23	24	25	26	27	28	29	30	31	월경주기	지속일
1월													🟨	●	○	○	△	△															6
2월															🟨	△	●	●	○	○	△	△										34	7
3월											🟨	●	●	○	○	○	○	△	△													26	8
4월										🟨	△	●	●	○	○	△																30	6
5월												🟨	△	△	●	●	○	△														33	6
6월														🟨	●	●	○	○	○	○	△											33	7

2장 소녀에서 여성이 되다

월경할 때 배가 아파요

많은 여성들이 월경하는 동안 월경통(생리통)을 경험해요. 이는 자궁이 몸속의 찌꺼기를 밖으로 내보내려고 근육의 수축을 반복하여 생기는 통증이에요. 월경통은 주로 월경 전과 후에 나타나지요.

월경통은 사람마다 아픈 부위나 정도가 달라요. 아랫배에 통증을 느끼기도 하고 허리가 아프기도 해요. 또 월경통을 전혀 느끼지 못하는 사람도 있는 반면, 참을 수 없을 만큼 심한 사람도 있어요.

적당한 스트레칭이나 가벼운 운동은 월경통을 완화하는 데 도움이 돼요. 또 아랫배에 따뜻한 팩을 올려놓거나, 몸을 따뜻하게 해 주는 생강차, 인삼차 등을 마시는 것이 좋아요. 진통제를 먹는 방법도 있지만 약을 먹기 전에는 꼭 약사와 상의 후에 먹어야 해요.

평소에 컵라면, 치킨, 피자, 과자 등 인스턴트 음식이나 기름진 음식을 많이 먹으면 월경통이 심해질 수 있어요. 그러니 곡류와 채소를 많이 먹고, 콜라나 사이다 같은 탄산음료보다는 물을 많이 마시는 것이 좋아요.

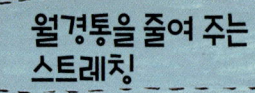
월경통을 줄여 주는 스트레칭

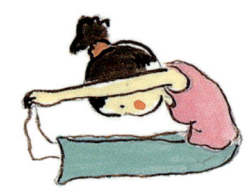
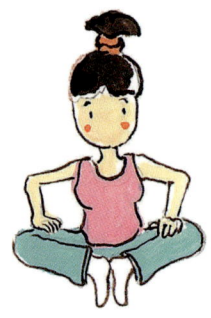

신선하고 좋은 재료로 만든 음식은 월경통을 완화하는 데 도움이 될 뿐만 아니라 피부에도 좋고, 키가 자라는 데도 도움이 된답니다.

월경을 할 때는 마음에도 변화가 와요. 월경을 시작하기 직전에는 작은 일에도 쉽게 짜증이 나지요. 또 평소보다 더 많이 먹거나 단 것이 먹고 싶어지기도 해요. 이것을 '월경 전 증후군'이라고 한답니다.

월경 전 증후군 역시 월경통과 마찬가지로 사람에 따라 증상과 정도에 차이가 있어요. 월경 전 증후군이 나타나는 이유는 아직 확실하게 밝혀지지 않았지만, 월경 주기 동안 호르몬 수치의 변화가 감정을 통제하는 뇌에 영향을 주기 때문이라고 말하는 학자들도 있어요.

월경통이나 월경 전 증후군으로 힘들 때는 책을 읽거나 좋아하는 놀이를 하면서 마음을 가다듬는 것이 좋아요.

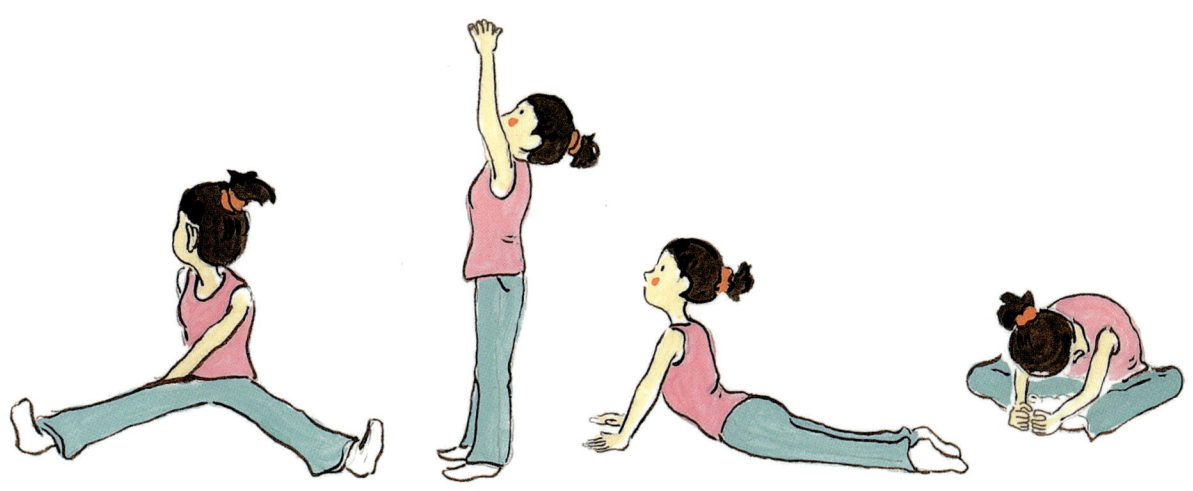

월경할 때 나쁜 냄새가 나는 것 같아요

월경할 때 나오는 피에서는 약간의 비릿한 냄새만 나요. 하지만 질에서 나온 피가 월경대에 흡수될 때 공기 중의 산소를 만나면서 좋지 않은 냄새로 변하지요.

월경대를 오랫동안 바꾸지 않거나 잘 씻지 않으면 이런 좋지 않은 냄새가 주위 사람에게까지 갈 수 있겠지요? 그러니 월경대를 자주 갈아서 청결을 유지해야 해요.

월경 중에는 몸을 담그는 목욕보다는 흐르는 물로 샤워를 하는 것이 좋아요. 샤워 중에도 월경혈이 나올 수 있는데, 이는 자연스러운 것이므로 당황하지 말고 물로 깨끗이 씻어 내요.

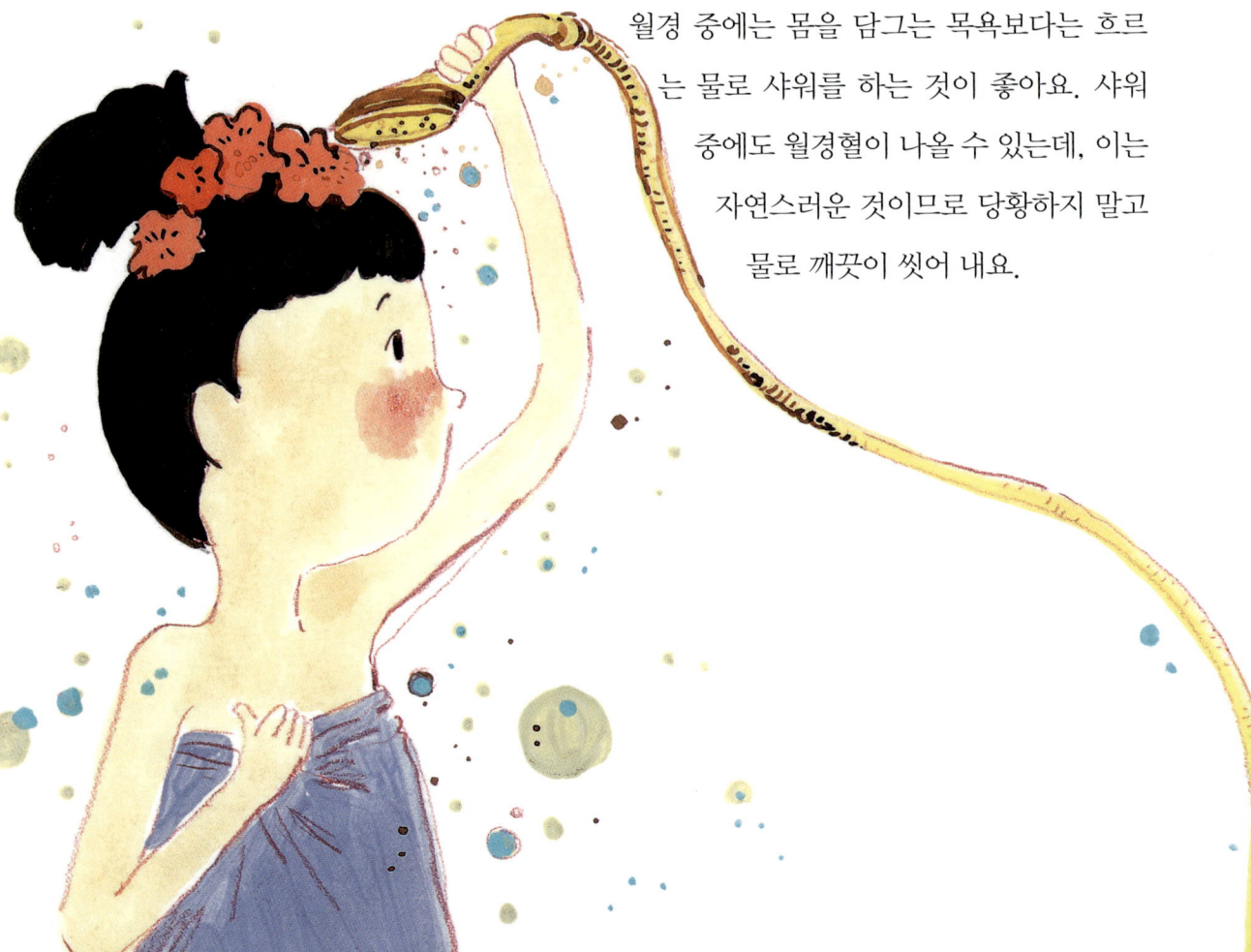

또 월경 냄새 때문에 걱정이 된다면 면월경대(대안생리대)를 사용하는 것도 좋은 방법이에요. 면월경대는 월경 냄새가 덜 나게 해 줄 뿐만 아니라 시중에 판매되는 월경대와는 달리 화학 성분이 들어가지 않아서 월경통을 줄이는 데도 도움이 되지요.

새로운 생명이 나오는 길인 질은 항상 깨끗한 상태를 유지해 주는 것이 좋아요.

질은 스스로 깨끗한 상태를 유지하는 능력이 있어요. 질은 강한 산성을 띠는데, 이는 나쁜 세균이 질 안으로 들어오는 것을 막아 주지요. 그런데 비누나 여성용 청결제를 너무 자주 이용해서 씻게 되면 질을 보호하는 좋은 세균들까지 씻겨 버려서 오히려 질을 보호하는 힘이 떨어져요. 그러니 질을 씻을 때에는 비누나 여성용 청결제를 많이 사용하지 않는 것이 좋아요.

질은 너무 오랫동안 씻지 않으면 분비물로 인해 냄새가 나기도 하고 염증이 생길 수도 있어요. 매일 한 번 정도 씻는 것이 적당하지요. 질을 씻을 때는 질 안에 손가락을 넣어 문지르지 않아야 해요.

월경을 할 때에는 속옷도 자주 갈아입어야 해요. 샤워를 한 후 깨끗한 속옷을 입고 새 월경대를 착용하면 뽀송뽀송하겠지요?

월경혈이 검은색이에요

가끔 월경혈이 붉은색이 아닌 검은색을 띠어서 걱정하는 친구들이 있어요. 하지만 월경혈은 자궁 내막과 분비물 등이 섞여서 색깔이 짙어 보일 수도 있으니 너무 걱정하지 않아도 돼요. 또 월경혈의 색은 월경을 할 때마다, 또 사람마다 조금씩 다를 수 있답니다.

앞에서 냉에 대해 이야기한 것 기억하나요? 냉은 건강한 여성이라면 누구에게나 나타나는 생리적인 현상이에요. 질 안 환경의 균형을 맞춰 주고 나쁜 세균으로부터 질을 보호하는 역할도 하지요.

냉은 투명한 경우가 많으나 월경 전후로는 갈색을 띠는 냉이 나올 수 있어요. 이것은 월경 전에 약간의 월경혈이 냉과 섞여서 나오거나, 월경 후에 완전히 빠져나오지 못한 피가 질에 머물러 있다가 질 분비물과 섞여 나오는 것이에요. 특히 초경을 앞두고 있는 소녀들은 월경을 시작하는 과정에서 있을 수 있는 자연스러운 현상이니 걱정하지 않아도 돼요.

하지만 자궁 입구에 난 상처로 인해 염증이 생겨 갈색 냉이 나오는 경우도 있어요. 만약 갈색 냉이 2주 이상 계속되면 몸에 이상이 있는 것일 수도 있으니, 병원을 찾아가 검사를 받아 보는 것이 좋아요.

냉에서 냄새가 나거나 질 주변

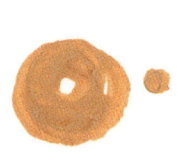

이 가렵거나, 냉의 색깔이 평소와 다르다면 내 몸이 힘들어 하고 있다는 신호예요. 그때는 충분한 휴식을 취하고, 스키니진과 같이 꽉 끼는 옷보다는 혈액 순환이 잘 되는 편안한 옷을 입어야 해요. 또 평소에도 아랫배를 따뜻하게 해 주는 것이 좋아요.

염증으로 인한 냉은 잠이 부족하거나 몸이 피곤할 때 찾아오는 감기처럼 흔한 일이에요. 빨리 병원에 가서 치료를 받는다면 금방 나을 수 있으니 너무 걱정하지 않아도 돼요.

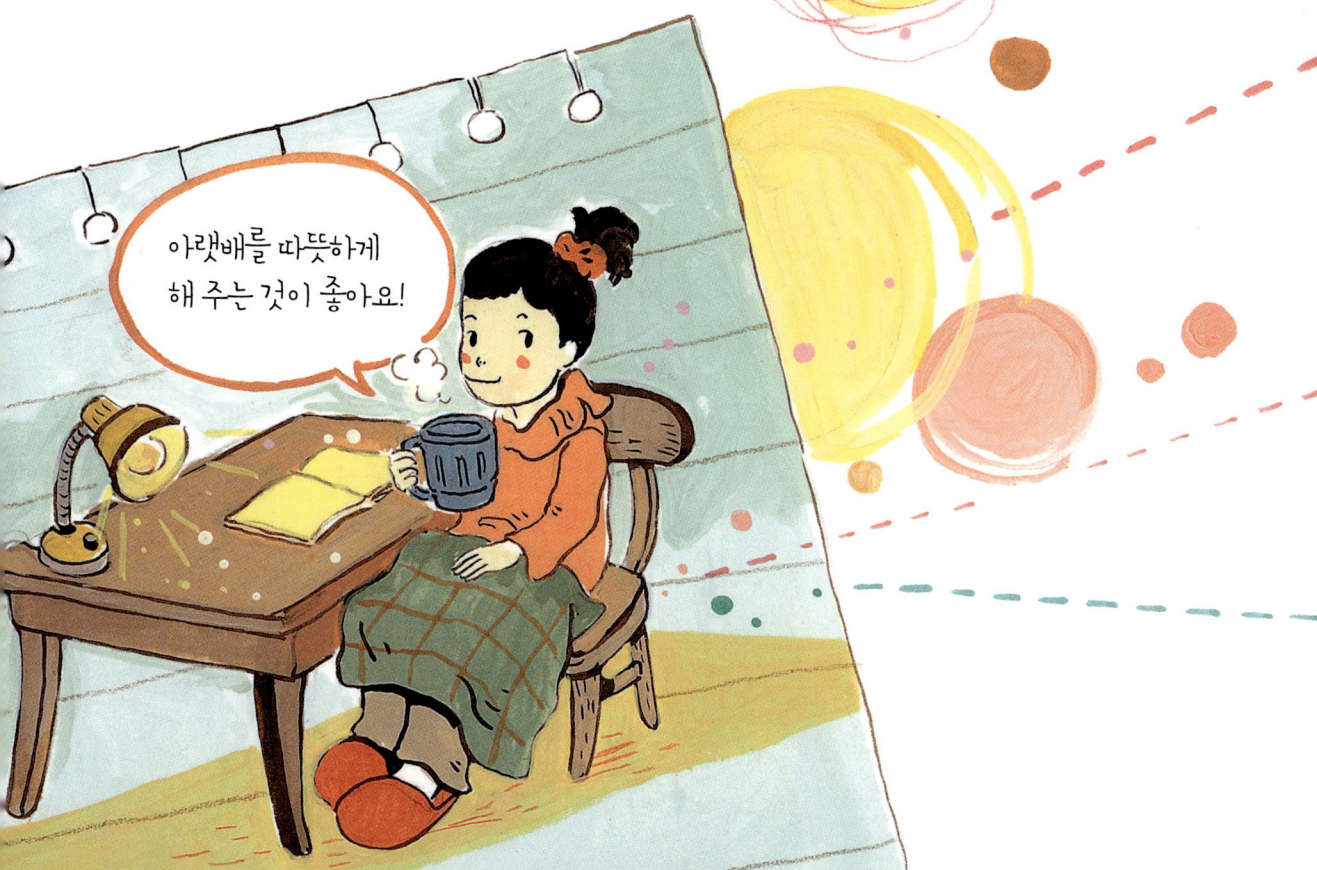

아랫배를 따뜻하게 해 주는 것이 좋아요!

어떤 월경대를 써야 하나요?

월경이 시작되면 월경대를 사용해서 속옷에 월경혈이 묻지 않도록 해야 해요.

월경대는 크기와 모양이 다양해요. 월경은 보통 4~7일 동안 하는데 월경혈의 양이 날마다 다르고, 잘 때도 월경혈이 나오기 때문에 상황에 맞는 월경대를 선택해서 사용하는 것이 좋아요.

월경대는 흔히 팬티에 붙여 사용하는 패드형과 질 안에 넣어 사용하는 탐폰으로 나뉘어요.

패드형 월경대에는 여러 가지 종류가 있어요. 한 번 사용하고 버리는 일회용 월경대와 빨아서 사용하는 면월경대가 있지요. 또 크기에 따라

월경대의 종류

패드형 월경대
재질 – 일회용, 면
모양 – 날개형, 일반형
크기 – 팬티라이너, 소형, 중형, 대형, 오버나이트형

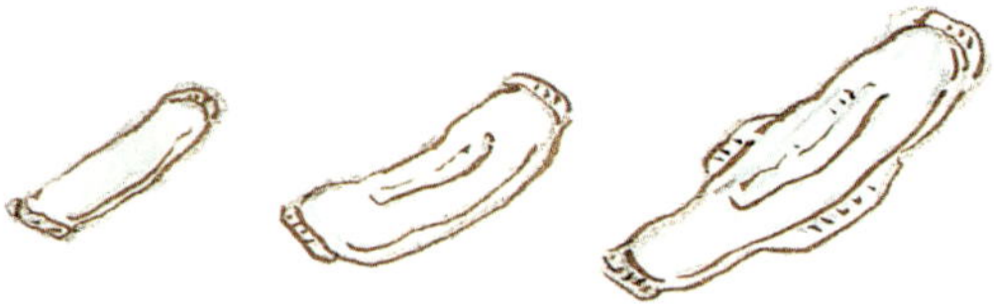

탐폰

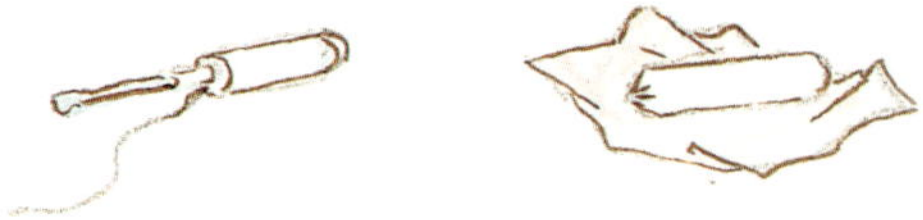

팬티라이너, 소형, 중형, 대형, 오버나이트형이 있고, 날개가 있는 날개형과 날개가 없는 일반형으로 나뉘어요.

　가장 작은 소형의 패드를 팬티라이너라고 하는데, 이것은 월경이 끝날 때 사용해요. 그리고 가장 큰 오버나이트형은 밤에 잘 때 피가 새어 나와 옷이나 이불에 묻지 않게 해 주지요.

　날개는 패드가 팬티에 잘 고정되도록 도와주는 역할을 해요. 하지만 피부가 예민한 사람은 날개 부분에 살이 쓸려서 아플 수도 있으니 다양한 제품의 월경대를 사용해 보고 나에게 맞는 제품을 고르는 것이 좋아요.

　탐폰은 막대 모양의 솜뭉치 같은 것으로, 한쪽 끝에 줄이 달려 있어요. 주로 월경 중 물놀이를 할 때 사용해요.

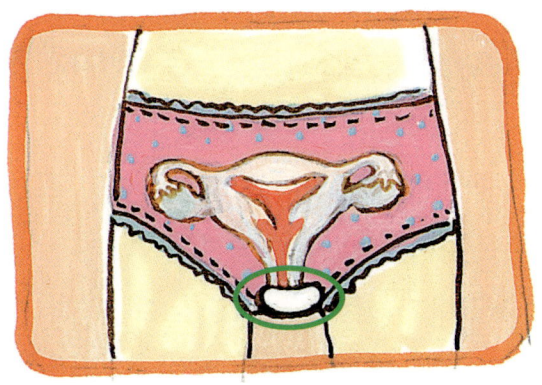

패드형 생리대를 착용한 모습

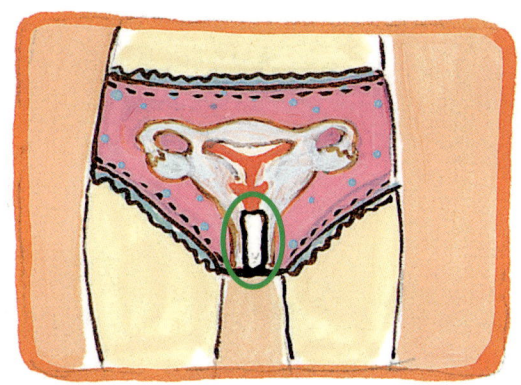

탐폰을 착용한 모습

월경대는 어떻게 사용하나요?

월경대를 사용하기 전에는 반드시 손을 깨끗이 씻어야 해요. 손에 있는 세균이 월경대로 옮겨 갈 수 있기 때문이에요.

일회용 패드형 월경대를 사용할 때에는 붙어 있는 테이프를 떼서 팬티에 붙여요. 날개가 있는 월경대의 경우에는 날개 부분의 테이프도 떼서 팬티 밑으로 접어 붙이면 되지요.

탐폰은 줄로 연결된 솜뭉치를 질 안에 넣어서 사용하고, 꺼낼 때는 밖으로 나와 있는 줄을 잡아당겨요.

월경대를 교체할 때는 새 것을 뜬은 포장지로 다 쓴 월경대를 돌돌 말아 싼 다음 쓰레기통에 버려야 해요. 월경대를 변기 안에 버리면 하수도관이 막히거나 환경을 오염시킬 수 있답니다.

주로 첫째 날이나 둘째 날에 월경혈의 양이 가장 많고, 시간이 지나면서 점점 적어져요. 양이 많은 날에는 월경대를 자주 갈아 주는 것이 좋아요. 적어도 하루에 3~4번 정도 월경대를 갈아 주어야 세균에 감염되는 것을 막을 수 있어요.

월경대를 하면 마치 기저귀를 한 아기가 되는 것 같다고요? 특히 초경이 시작되면 당황스럽고 부끄러워 월경대를 사는 것을 창피해 하는 경우가 많아요. 하지만 월경이 그렇듯 월경대를 하는 것 역시 숨을 쉬는 것만큼 자연스러운 일이에요. 그러니 월경대를 하거나, 사는 것을 부끄러워 할 필요는 없답니다.

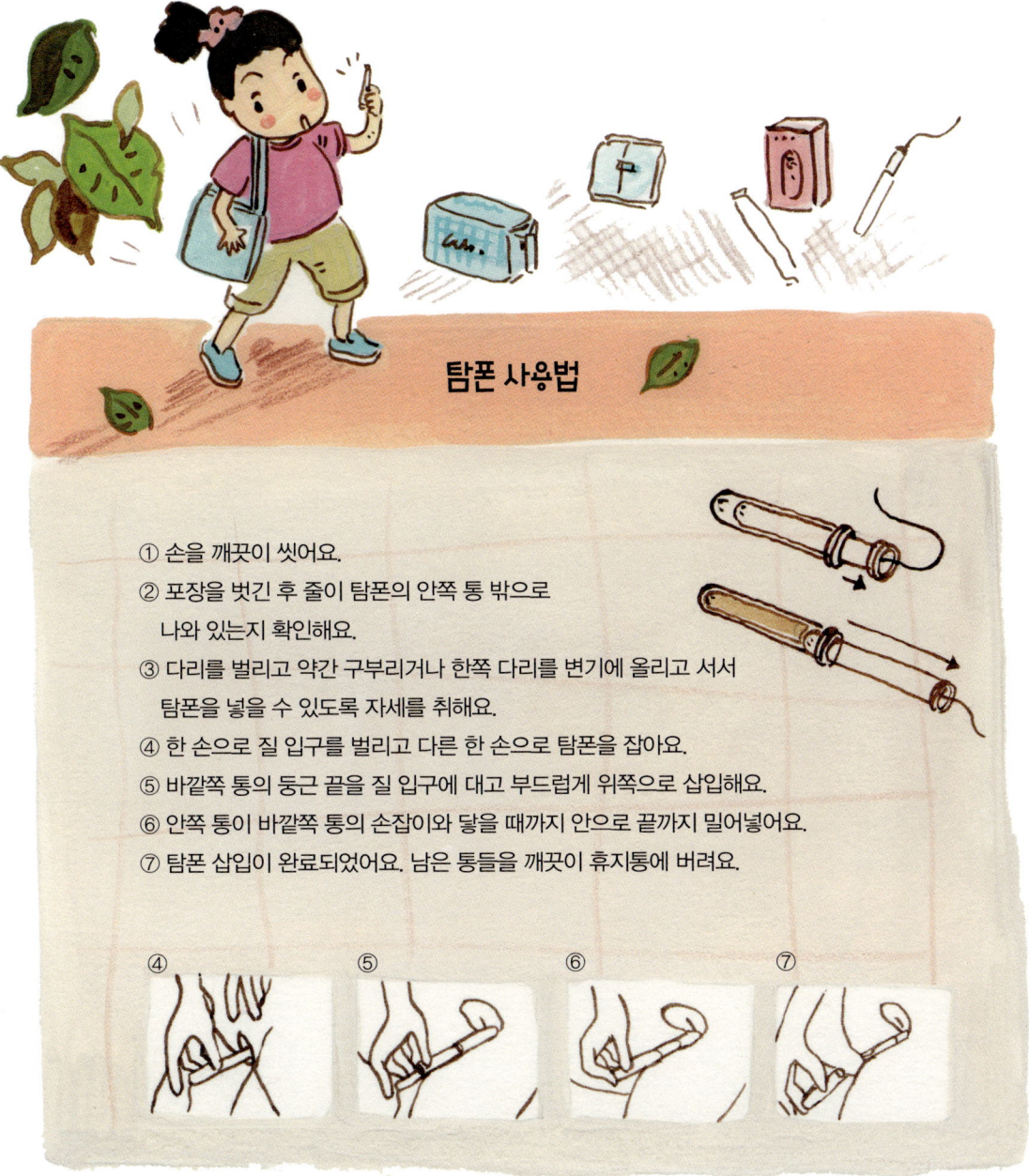

탐폰 사용법

① 손을 깨끗이 씻어요.
② 포장을 벗긴 후 줄이 탐폰의 안쪽 통 밖으로 나와 있는지 확인해요.
③ 다리를 벌리고 약간 구부리거나 한쪽 다리를 변기에 올리고 서서 탐폰을 넣을 수 있도록 자세를 취해요.
④ 한 손으로 질 입구를 벌리고 다른 한 손으로 탐폰을 잡아요.
⑤ 바깥쪽 통의 둥근 끝을 질 입구에 대고 부드럽게 위쪽으로 삽입해요.
⑥ 안쪽 통이 바깥쪽 통의 손잡이와 닿을 때까지 안으로 끝까지 밀어넣어요.
⑦ 탐폰 삽입이 완료되었어요. 남은 통들을 깨끗이 휴지통에 버려요.

월경을 시작하면 키가 안 크나요?

월경을 시작하면 더 이상 키가 크지 않는다는 말이 있어요. 그래서 많은 친구들이 초경을 하고 나면 키가 자라지 않을까 봐 걱정하지요. 하지만 그 말이 사실이라면, 옛날 사람보다 현대인의 키가 작아야겠지요? 요즘 청소년이 옛날 사람에 비해 첫 월경을 시작하는 시기가 빨라졌으니까요.

월경을 한다고 해서 더 이상 키가 자라지 않거나 성장이 멈추는 것은 아니에요. 월경은 성호르몬의 분비로 나타나는데, 이 성호르몬은 성장호르몬의 분비를 촉진시키고 뼈의 파괴를 막는 작용을 해요.

여자의 경우 월경이 시작되면 여성 호르몬인 에스트로겐이 분비되어서 뼈의 성장을 돕게 되지요. 뼈의 성장은 곧 키가 크는 것이므로 그 기간 동안 성장이 급격하게 이루어져요.

하지만 성호르몬은 성장 호르몬의 분비를 도와주면서도 뼈의 골단, 즉 성장판의 성숙을 촉진해 더 이상 키가 자라지 않게 하기도 해요. 바로 이러한 이유 때문에 "생리를 하면 키가 자라지 않는다."라고 말하는 것이랍니다. 하지만 언제나 개인차는 있지요.

키가 크는 데는 여러 가지 요소가 필요해요. 적절한 운동, 충분한 수면과 휴식, 적당한 영양분, 유전적인 영향 등이지요. 그러니 여러분은 '월경을 시작해서 키가 안 크면 어쩌나.' 하는 걱정을 하면서 우울해 하기보다는 인스턴트 음식을 줄이고, 좋은 영양을 섭취할 수 있는 제철 과일이

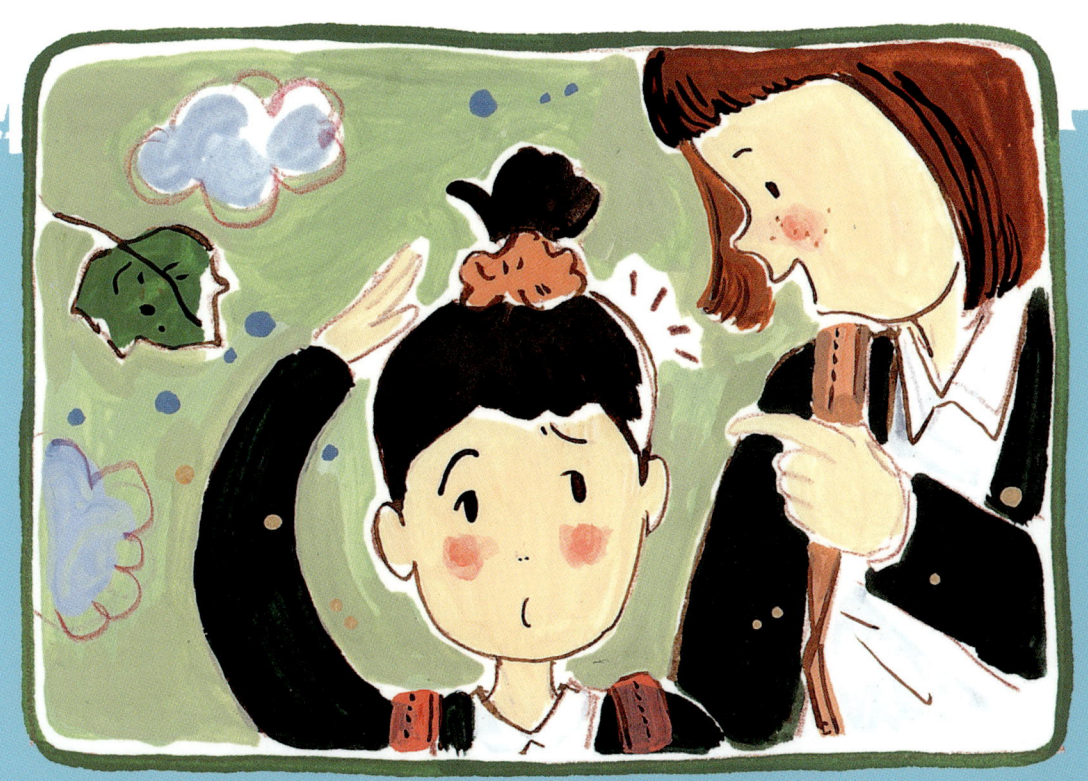

나 야채, 그리고 뼈를 튼튼하게 하는 칼슘이 많은 음식을 섭취하는 게 어떨까요? 물론 적절한 스트레칭과 운동, 충분한 수면도 함께 하면 키가 크는 데 더욱 도움이 되겠지요?

 이러한 생활 습관은 키가 크는 것을 도와줄 뿐만 아니라 우리 몸을 건강하게 유지하고, 깨끗한 피부를 가질 수 있도록 해 준답니다.

가슴이 커지기 시작해요

사춘기에 접어든 소녀들은 가슴을 만지고 깜짝 놀랄 수 있어요. 손에 동글동글한 게 잡히고 살짝만 닿아도 찌릿찌릿 아프기 때문이에요. 하지만 너무 걱정하지 않아도 돼요. 나쁜 병에 걸린 것이 아니니까요.

키가 자라면서 성장통으로 인해 무릎이 아프듯이, 가슴도 자라면서 성장통을 겪어요. 물론 이때에도 개인차가 있기 때문에 아프지 않은 친구들도 있지요.

사춘기에 접어들면 여성 호르몬인 에스트로겐이 분비되어 가슴이 성장하도록 자극해요. 또 초경이 시작되면 프로게스테론의 분비가 증가하기 시작하여 가슴을 더욱 성숙시키지요.

가슴을 만졌을 때 손에 잡히는 동글동글한 것을 몽우리라고 해요. 몽우리가 잡히고 나면 가슴이 점점 더 부풀어 오르지요. 이때 피부 조직이 늘어나면서 아픔을 느끼기도 해요.

가슴을 또 다른 말로 '유방'이라고 해요. 유방이 커지면서 '유륜'이라고 불리는 젖꼭지 주변이 점점 갈색으로 변하지요. 모든 사람의 유륜이 다 같은 색은 아니에요. 사람마다 피부색이 다르듯이 유륜도 밝은 분홍색부터 짙은 갈색까지 다양하답니다. 또 젖꼭지도 튀어나온 사람이 있고, 안으로 들어간 사람이 있지요.

유방 안에는 모유를 만드는 곳인 '유선'이 있어요. 유선에서 만들어진 모유는 '유관'을 통해 이동하고, 아기는 젖꼭

지라고 불리는 '유두'를 빨아서 모유를 먹지요. 하지만 아기를 가지지 않은 여성에게는 모유가 나오지 않아요.

　사람들은 저마다 다양한 크기와 모양의 가슴을 가지고 있어요. 작은 가슴, 큰 가슴, 둥근 가슴, 뾰족한 가슴, 위로 솟은 가슴, 아래로 내려간 가슴 등 각양각색이지요. 가슴은 성장하면서 모양이 변하기도 하고, 월경 중에는 평소보다 커지기도 해요.

　간혹 친구들 중에 가슴이 너무 크다고 생각해서 어깨를 움츠리고 다니는 경우가 있어요. 그러면 어깨가 굽고 체형이 삐뚤어질 수 있답니다. 항상 바른 자세로 앉고 바른 자세로 걸어야 건강하고 예쁜 몸으로 자란다는 것을 잊지 마세요.

〈가슴의 단면〉
- 지방 조직
- 유선
- 유관
- 유두
- 유륜
- 가슴 근육

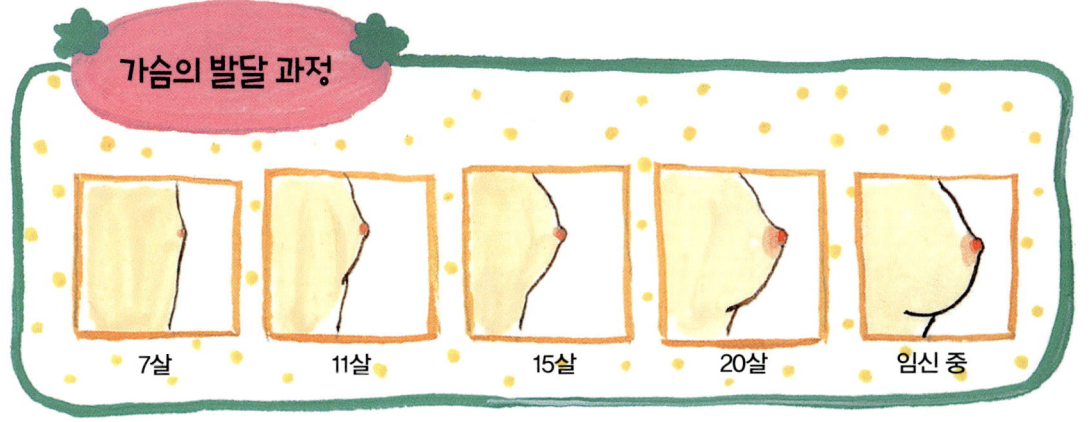

가슴의 발달 과정

7살　　11살　　15살　　20살　　임신 중

가슴이 짝짝이예요

샤워할 때 거울을 보고 '앗! 내 왼쪽 가슴과 오른쪽 가슴의 크기가 다르잖아!'라고 생각하는 친구들이 있어요. 하지만 아직 가슴이 커지는 중이라 그런 거니까 크게 걱정하지 않아도 돼요. 또 어른이 되어서도 양쪽 가슴이 완전히 똑같은 크기와 모양을 갖는 경우는 드물어요. 왼쪽 얼굴과 오른쪽 얼굴이 다르듯 말이지요.

간혹 가슴 크기가 작다는 놀림을 받고 속상해 하는 친구들이 있어요. 사람들은 큰 가슴을 매력적이라고 생각하기도 해요. 하지만 가슴이 크다고 무조건 좋은 것은 아니에요. 몸에 비해 가슴이 너무 커서 허리가 아픈 사람들도 있거든요. 그래서 부득이하게 가슴 축소 수술을 받기도 하

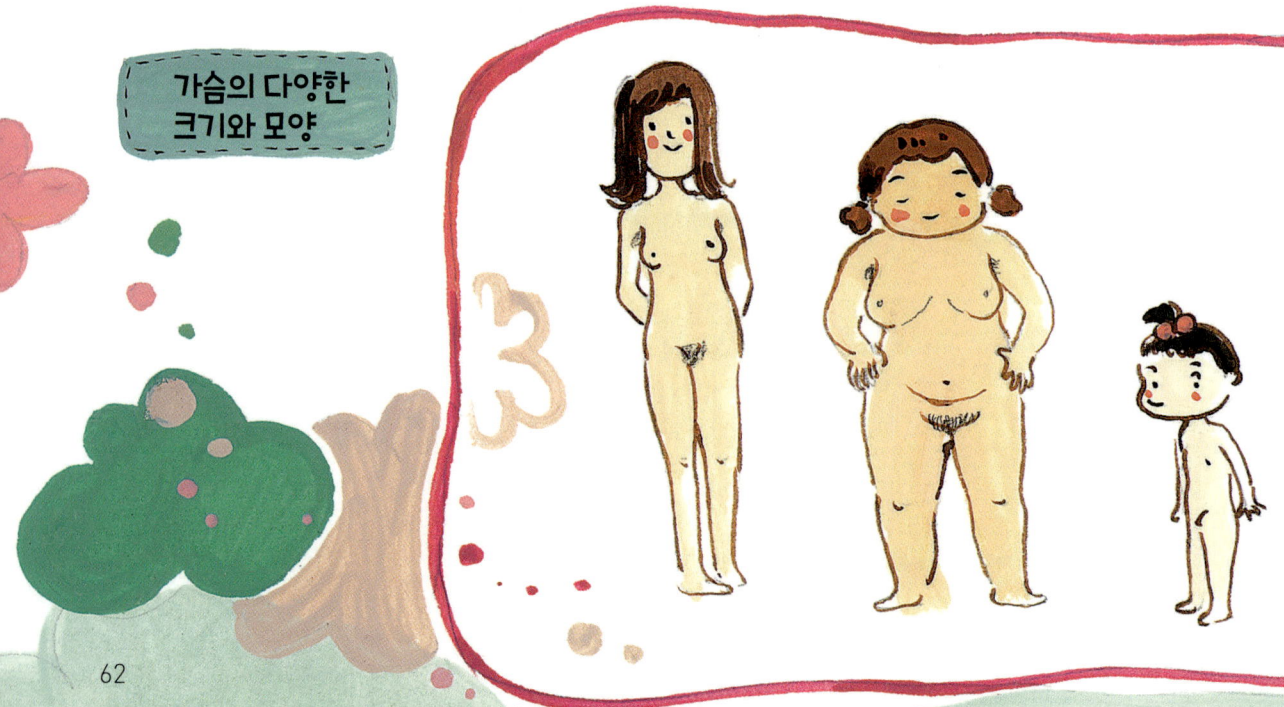

가슴의 다양한 크기와 모양

지요.

　우유를 많이 먹으면 가슴이 커진다고 말하는 사람들도 있어요. 우유 속에는 여성 호르몬의 작용을 활발하게 하는 완전 단백질인 카세인이 들어 있기 때문이에요. 하지만 우유가 가슴 성장만을 위한 식품이라고는 할 수 없답니다.

　앞에서 이야기했듯이 성장기에 있는 친구들은 일찍 자고 일찍 일어나야 해요. 또 성장에 도움이 되는 스트레칭이나 운동을 적당히 해야 하지요. 그러면 큰 키와 예쁜 가슴뿐만 아니라 신체 모두가 건강하게 성장할 수 있답니다.

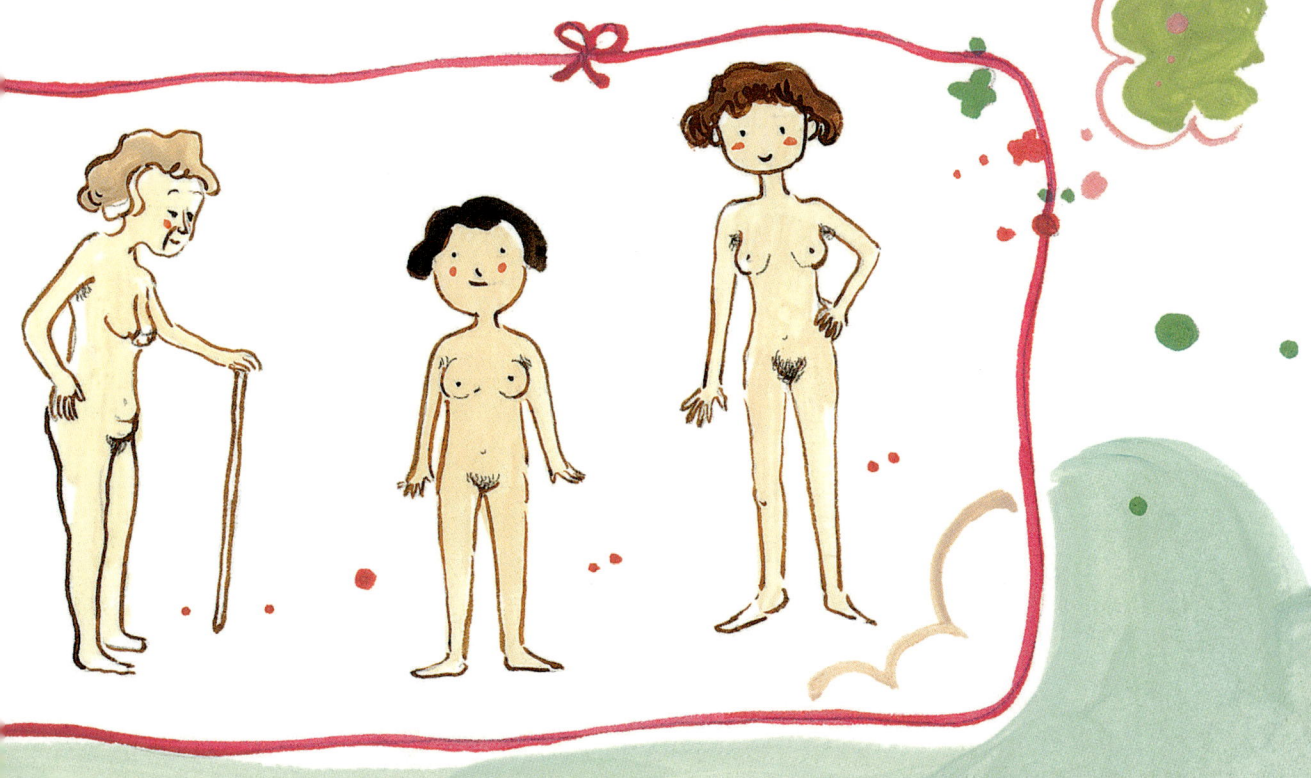

브래지어는 언제부터 입나요?

가슴이 성장하는 시기에는 살짝만 닿아도 가슴이 아파요. 이때 브래지어를 입으면 가슴이 닿았을 때 느끼는 통증을 줄일 수 있어요. 또 브래지어는 줄넘기를 하거나 달리기를 할 때 가슴이 흔들려 불편하지 않도록 고정해 주지요.

브래지어를 처음 입는 나이는 정해져 있지 않아요. 하지만 브래지어를 너무 일찍 착용하면 가슴이 성장하는 데 방해가 되기 때문에 너무 어릴 때부터 착용하지 않는 것이 좋아요.

브래지어는 가슴을 예쁘게 만들어 주기도 해요. 하지만 계속 가슴을 조이고 있으면 우리 몸속의 피가 순환하기 어렵고 가슴 건강에 안 좋을 수 있으니 잘 때는 브래지어를 벗는 것이 좋답니다.

브래지어는 가슴의 크기와 용도에 따라 다양한 종류가 있어요. 일반 브래지어, 스포츠 브래지어, 그리고 와이어가 있는 브래지어가 있지요. 와이어는 가슴 밑부분을 고정하는 단단한 심이에요.

성장기에는 와이어와 고리가 없어 입고 벗기 편한 스포츠 브래지어나, 땀을 잘 흡수하는 면 소재로 된 브래지어를 입는 것이 좋아요. 와이어가 있는 브래지어는 가슴의 성장을 방해할 수 있고, 답답

함을 느낄 수 있기 때문에 성장기부터 착용하는 것은 좋지 않아요.

브래지어를 구입할 때는 판매원의 도움을 받는 것이 지금 내 가슴에 맞는 브래지어를 선택하는 가장 좋은 방법이에요. 또 사람마다 가슴의 크기와 모양이 다르기 때문에 입어 보고 사는 것이 좋아요. 브래지어를 입었을 때 살이 많이 삐져나오지 않고, 움직이는 데 불편함이 없는 것이 내 몸에 꼭 맞는 브래지어랍니다.

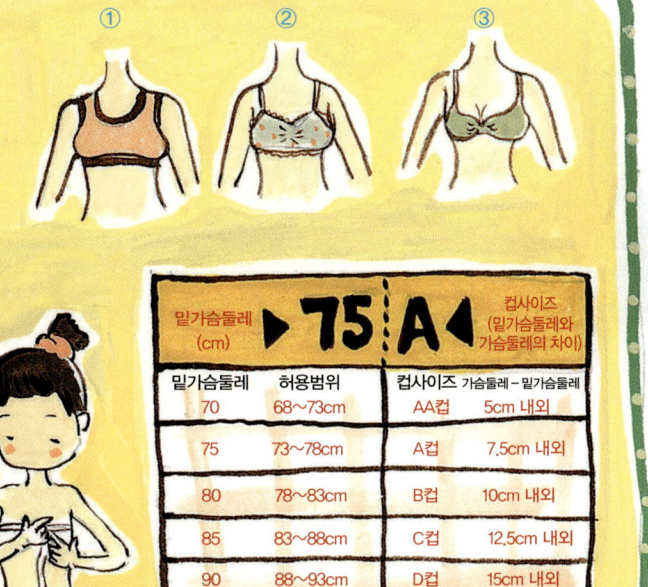

〈브래지어의 종류〉

① **스포츠 브래지어**: 민소매 셔츠 모양으로 얇은 패드가 있어요. 신축성이 좋아요.

② **일반 브래지어**: 성인용 브래지어와 비슷하지만 와이어가 없어 가슴을 조이지 않아요.

③ **성인용 브래지어**: 와이어 브래지어부터 여러 모양의 브래지어가 있어요.

〈브래지어 사이즈 확인법〉

가슴둘레: 유두에 맞추어 둘레를 재요.
밑가슴둘레: 가슴 바로 아래 둘레를 재요.

밑가슴둘레	허용범위	컵사이즈	가슴둘레 – 밑가슴둘레
70	68~73cm	AA컵	5cm 내외
75	73~78cm	A컵	7.5cm 내외
80	78~83cm	B컵	10cm 내외
85	83~88cm	C컵	12.5cm 내외
90	88~93cm	D컵	15cm 내외
95	93~98cm	E컵	17.5cm 내외

밑가슴둘레(cm) ▶ 75 A ◀ 컵사이즈 (밑가슴둘레와 가슴둘레의 차이)

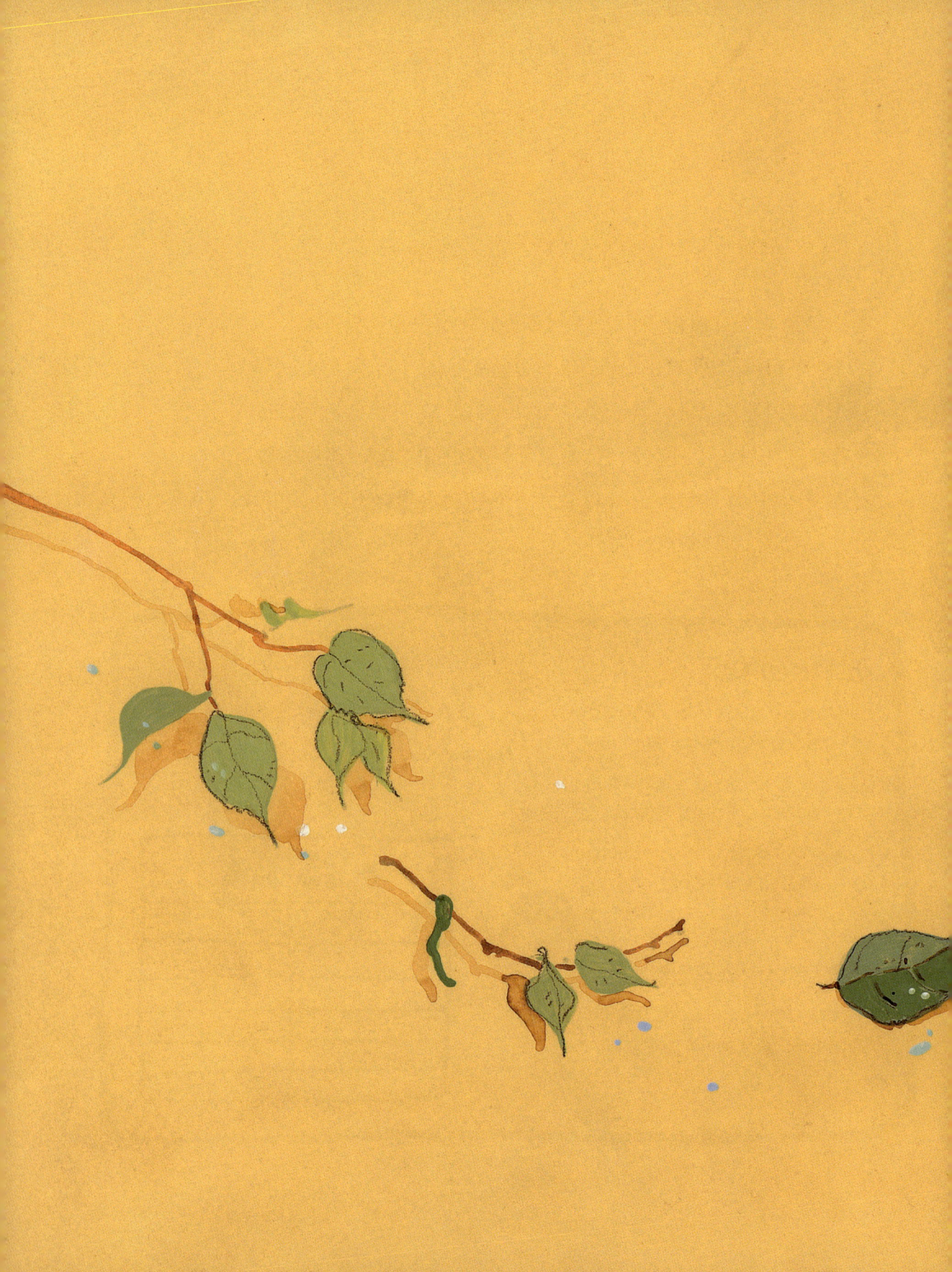

제3장
소년에서 남성이 되다

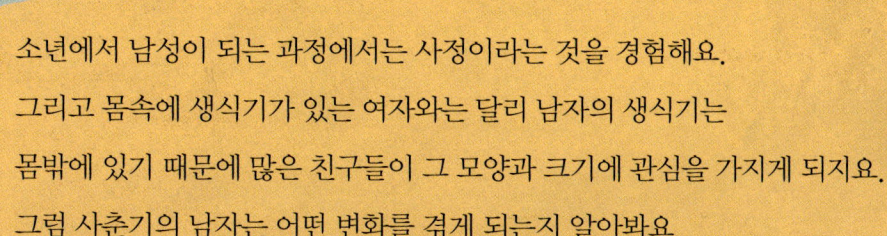

소년에서 남성이 되는 과정에서는 사정이라는 것을 경험해요.
그리고 몸속에 생식기가 있는 여자와는 달리 남자의 생식기는
몸밖에 있기 때문에 많은 친구들이 그 모양과 크기에 관심을 가지게 되지요.
그럼 사춘기의 남자는 어떤 변화를 겪게 되는지 알아봐요.

남성의 생식기는 어떻게 생겼어요?

사춘기가 되면 키가 크듯이 남자의 고환도 커져요. '고환'은 아기씨가 되는 정자를 만드는 곳이에요.

고환에서는 하루에 수백만 개의 정자를 만들어 내요. 고환은 '음낭'이라고 부르는 주름진 피부로 덮여 있는데, 음낭은 고환을 보호하는 역할을 해요.

고환의 온도는 우리도 모르는 사이에 음낭이 움직이면서 스스로 조절돼요. 음낭은 날씨가 춥거나 긴장하면 오그라들고, 더울 때는 늘어나서 열을 발산시키지요. 정자는 열에 약하기 때문에 고환의 온도는 체온보다 2~3도 낮게 유지해야 한답니다.

'부고환'은 고환에서 만들어진 정자를 보관하는 곳이에요. '정낭'과 '전립선'은 정자를 건강하게 유지시키는 액체를 만들지요.

간혹 '고추', '거시기'라고 불리는 남자 성기의 정확한 이름은 '음경'이에요. 고환이 커지기 시작하면 음경도 두껍고 길어지지요. 음경 안의 '요도'는 방광에 있는 소변을 내보낼 뿐만 아니라 사정할 때 정자를 내보내기도 해요.

'사정'은 음경에서 정액이 나오는 걸 말해요. '정액'은 정자와 정자를 건강하게 유지시키는 액체로 이루어져 있어요. 정액 한 방울에는 수백만 마리의 정자가 들어 있지요.

음경을 통해서 나오는 또 다른 액체는 '쿠퍼액'이에요. 쿠퍼액이란 성적인 감정을 느끼고 사정을 할 것 같으면 요도선이 자동으로 내보내는 사정 전 분비물을 말해요. 쿠퍼액은 요도에 남아 있는 오줌을 씻어 내는 역할을 하고, 산성인 여성의 질 속으로 들어갈 때 정자를 보호해 주는 역할을 하기도 해요. 쿠퍼액은 사정 전에 나오는 분비물이지만 소량의 정자가 들어 있기 때문에 여성의 질 안으로 들어가면 임신이 될 수 있어요.

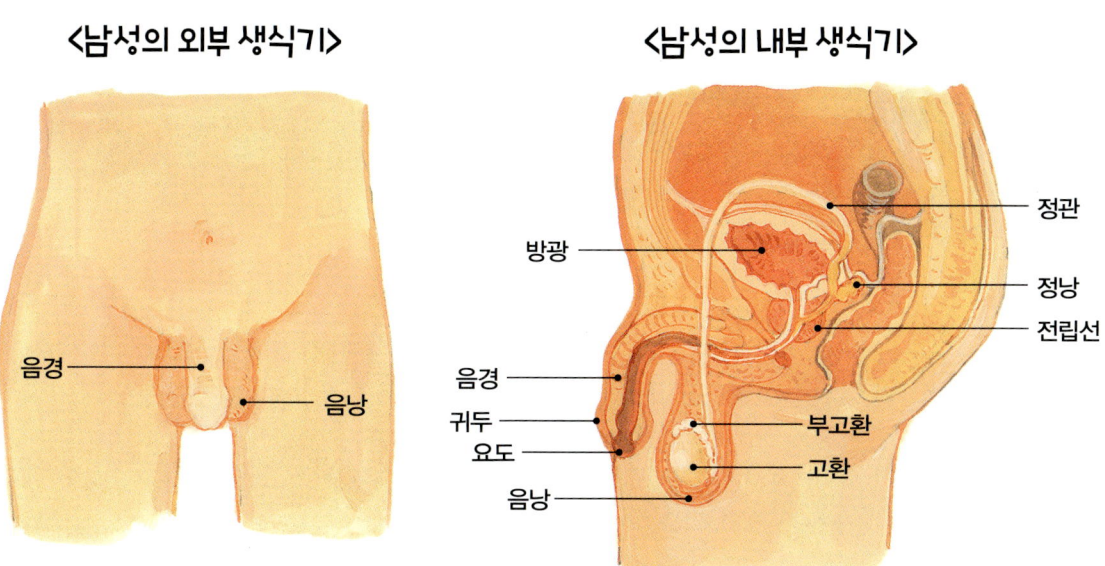

3장 소년에서 남성이 되다 · 69

발기가 뭐예요?

평소에 아래로 늘어져 있던 음경이 갑자기 나도 모르게 꼿꼿해져서 당황한 적 있나요? 딱딱해져 버린 내 음경! 왜 그럴까요?

음경이 딱딱해지면서 꼿꼿하게 서고, 커지는 것을 '발기'라고 해요. 음경 속에는 한 개의 요도 해면체와 두 개의 음경 해면체가 있어요. 해면체란 볼펜처럼 길고 스펀지처럼 부드러운 조직을 말해요. 해면체에 피가 가득 차서 혈관이 확장되면 발기가 일어나요. 그래서 음경 주변의 근육이 긴장하게 되고 음경이 딱딱해지는 것이지요. 고무장갑에 물을 넣으면 손가락 부분이 부풀면서 단단해지는 것과 같은 원리라고 생각하면 돼요.

사춘기 때는 성호르몬의 분비가 왕성해지면서 성적인 감정을 더 자주 느껴요. 내 몸뿐만 아니라 나와 다른 성의 몸에 대한 관심이 커지지요.

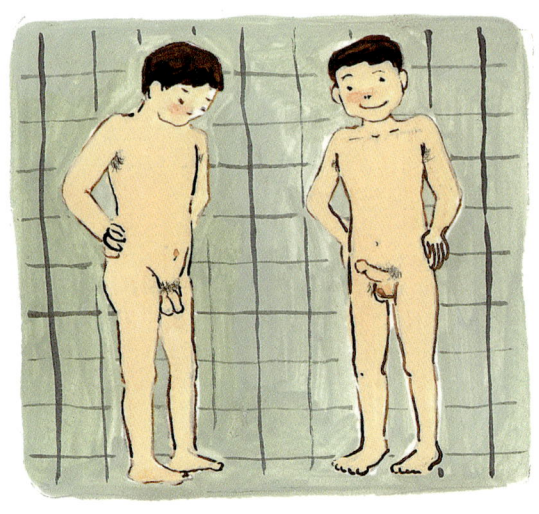

또 야한 것을 보거나 야한 상상을 할 때 묘한 기분이 들어요. 그리고 이런 감정이 커지면 음경이 발기되는 것이지요.

이제 사춘기에 들어선 친구들 중에는 발기가 되는 것을 이상하게 생각하는 경우도 있어요. 하지만 발기는 절대 이상한 일이 아니에요. 손이나 어떤 물체에 음경이 닿으면 그 자극이 뇌에 전달되어 발기될 수도 있고, 버스를 탈 때, 수업을 들을 때, 심지어 오줌이 마려울 때도 나의 의지와는 상관없이 갑자기 발기가 되기도 해요. 잠을 자고 일어난 아침에 자연스럽게 발기가 되어 있기도 하지요.

 이렇게 원치 않는 순간에 갑자기 발기가 된다면 당황하지 말고 자연스럽게 옷이나 가방, 책과 같은 것으로 가리고 누그러질 때까지 잠시 기다리면 돼요. 가릴 것이 없을 때는 다리를 꼬고 앉아서 몇 분만 기다리면 금방 진정될 거예요. 혹시 함께 있던 친구가 갑자기 발기가 되어 당황해한다면 쳐다보거나 놀리지 말고 못 본 척 넘어가는 멋진 친구가 되어주세요.

 재미있는 사실은 배 속의 태아, 그리고 아기들 역시 음경을 발기한다는 거예요. 그러니 발기를 창피해하거나 걱정할 것 없어요. 이는 매우 자연스러운 현상이니까요.

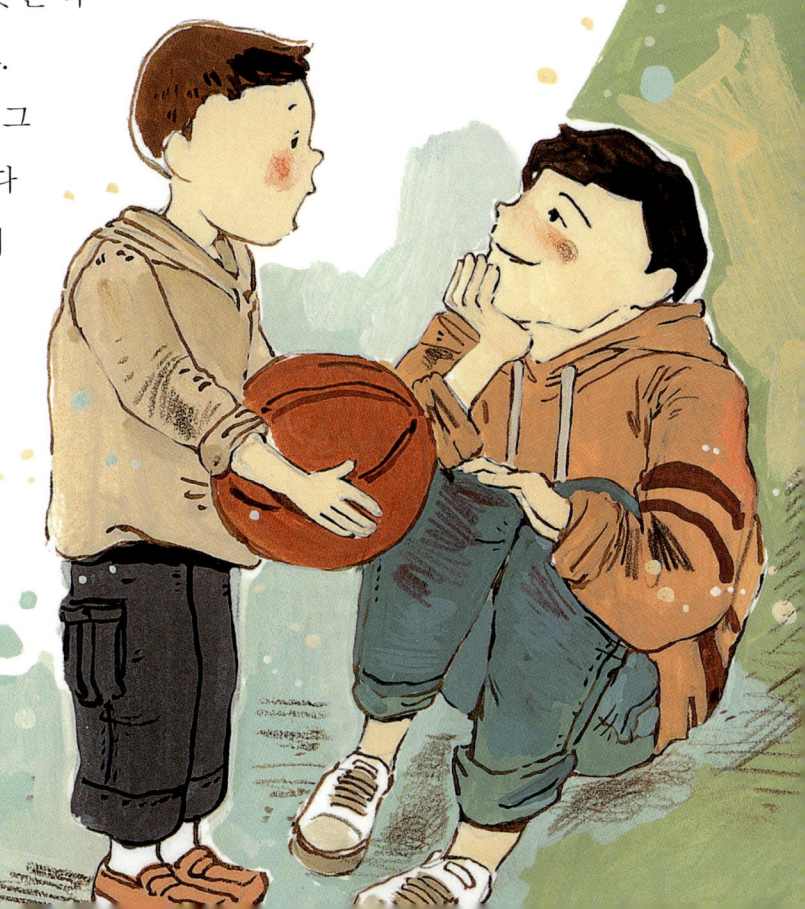

사정과 몽정은 다른 건가요?

고환에서 만들어진 정자는 정낭과 전립선에서 나온 끈적끈적한 액체와 섞여 우윳빛을 띠는 액체가 되요. 이것을 '정액'이라고 해요. '사정'은 정액이 요도를 지나 음경의 끝부분으로 나오는 것을 말해요. 사정되지 못한 정액은 고환에 있다가 다시 몸으로 흡수되지요.

사정은 보통 발기가 된 후에 이루어져요. 자고 일어났는데 팬티나 이불이 젖어 있다면 자는 동안 사정한 거예요. 이렇게 자면서 하는 사정을 '몽정'이라고 해요. 꿈을 꾸면서 사정한다 하여 붙여진 이름이지요.

사정, 몽정 외에도 '유정'이라는 것이 있어요. 유정은 일상생활 속에서 나도 모르게 정액이 나오는 것을 말해요. 운동할 때, 걸을 때, 예쁜 사람을 볼 때 등 나의 의지와는 상관없이 사정이 되어 당황스럽기도 하지요.

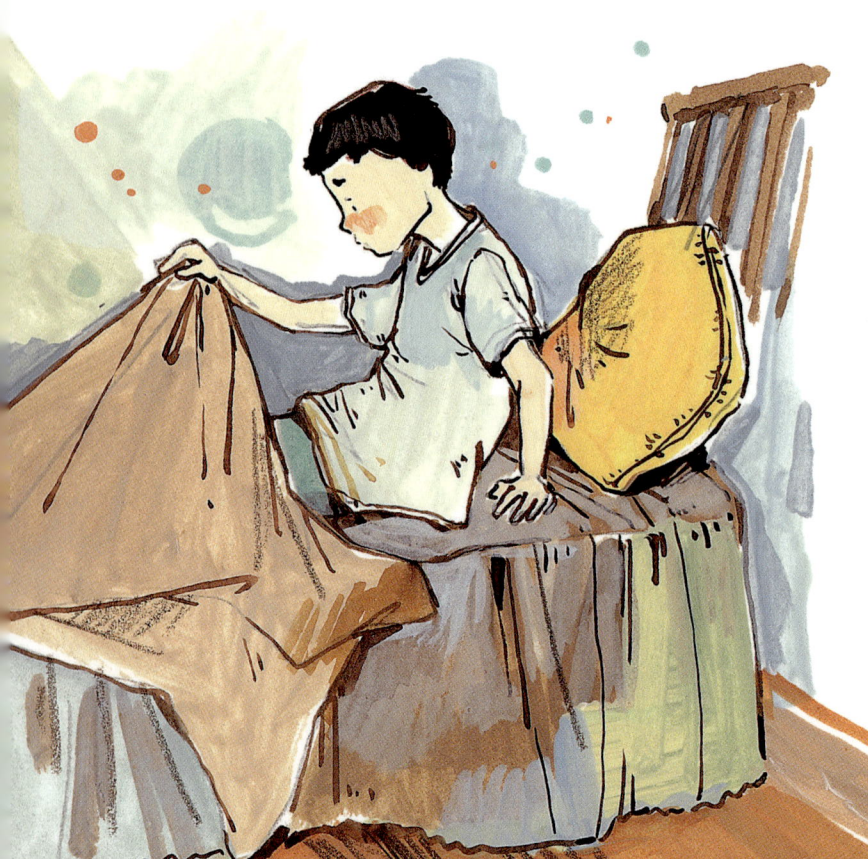

사정을 하면 내 몸속에 있는 영양분이 빠져나가는 것같이 느껴져요. 하지만 걱정할 것 없어요. 몸속에서는 새로운 정자가 계속 활발하게 만들어지고 있으니까요.

나의 의지와는 상관없이 생각지도 못한 순간에 갑자기 사정을 하면 어떻게 해야 할까요? 특히 몽정을 한 다음날 아침에 속옷을 보면 한숨이 절로 나올 거예요. 그럴 땐 속옷을 벗어 직접 빨거나, 물로 헹군 다음 빨래바구니에 담고 깨끗한 속옷으로 갈아입어요.

정액은 소변이 나오는 곳에서 나와요. 그럼 정액과 소변이 동시에 나올 수도 있는 걸까요? 그렇지는 않아요. 우리 몸은 신기하게도 발기가 됐을 때 소변을 참을 수 있답니다. 음경이 단단해지면 방광에서 요도로 이르는 근육이 닫히기 때문이에요. 정액이 소변과 함께 나오면 정자가 죽을 수 있기 때문에 우리 몸은 소변과 정액이 함께 나오지 않도록 스스로 조절하는 것이랍니다.

사정은 컵에 물이 가득 찼을 때 넘치는 것처럼 자연스러운 현상이고, 내가 잘 성장하고 있다는 증거이니 창피해 하지 않아도 돼요.

포경 수술은 꼭 해야 하나요?

남자들 중에는 몸이 아프지도 않는데 병원에 가서 수술을 받는 경우가 있어요. "고래 잡으러 간다."라고 하면서 말이죠. 고래를 잡는다는 것은 포경 수술을 뜻해요. 어떤 어른들은 고래를 잡아야 진정한 어른이 된다고 이야기해요. 그럼 포경 수술은 꼭 해야 하는 것일까요?

남자의 성기를 보면 포피가 음경의 끝부분인 귀두를 덮고 있어요. '포피'는 귀두를 덮고 있는 피부의 주름이에요.

포피와 귀두 사이에는 먼지나 오줌 찌꺼기 같은 것들이 끼어서 냄새가 나거나 건강에 안 좋을 수 있어요. 그래서 성기를 씻을 때는 포피 안쪽을 깨끗이 씻어주어야 해요. 포피를 뒤로 살짝 당긴 다음 부드럽게 씻어주고, 씻은 후에는 깨끗한 수건으로 가볍게 두드려서 물기를 닦아 건조시키는 것이 좋아요.

음경의 피부를 당겼을 때 귀두가 드러나는 것을 '자연 포경'이라고 하고, 귀두가 드러나지 않는 것을 '진성 포경'이라고 해요. 포경 수술은 진성 포경일 경우 포피의 일부분을 제거하는 수술이에요. 자연 포경일 경우에도 위생을 이유로 수술을 하기도 하지요.

포경 수술을 하는 것은 어디까지나 개인의 선택이에요. 남자라고 해서 반드시 해야 하는 것은 아니지요.

우리나라의 경우 너무 많은 사람들이 포경 수술을 하고 있어요. 하지만 포경 수술로 잘라낸 포피는 쓸모없는 것이 아니에요. 귀두를 보호하고 성관계를 할 때 긍정적인 역할을 한다는 연구들도 있거든요. 그러니 반드시 수술을 해야 하는 상황이 아니라면 포경 수술은 꼭 하지 않아도 된답니다.

<포경의 종류>

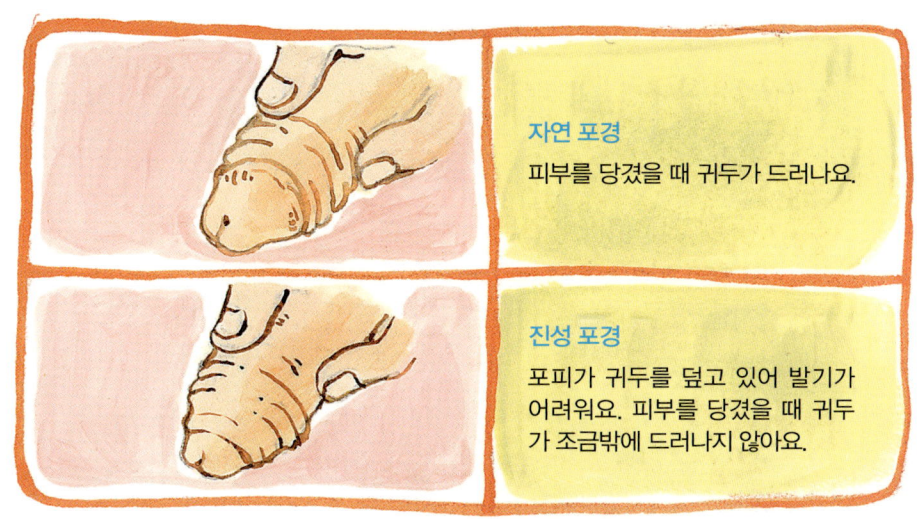

자연 포경
피부를 당겼을 때 귀두가 드러나요.

진성 포경
포피가 귀두를 덮고 있어 발기가 어려워요. 피부를 당겼을 때 귀두가 조금밖에 드러나지 않아요.

음경은 클수록 좋은 건가요?

남자 공중화장실에서는 소변기가 서로 붙어 있기 때문에 종종 불편한 상황들이 일어나요. 그런 불편한 상황 중 하나는 다른 사람의 성기를 의도치 않게 보게 되는 것이에요. 사춘기의 친구들은 이런 경험을 통해 다른 사람의 음경을 자신의 음경과 비교해 보고 크기가 달라서 걱정하기도 하지요.

사춘기가 되면 내 몸에서 일어나는 다양한 변화들이 잘못된 건 아닌지 걱정되는 마음에 다른 친구들과 비교해 볼 수 있어요.

하지만 내 몸은 나만의 모양, 나만의 성장 속도를 가지고 있어요. 친구들의 키와 나의 키가 다르듯이 음경의 크기 역시 마찬가지예요. 그러니 다른 친구와 비교하여 실망하거나 걱정할 필요는 없어요.

여러분은 음경의 크기가 항상 똑같지 않다는 것을 알 거예요. 발기를 하면 음경은 평소보다 커지지요. 음경 크기가 사람마다 다르듯이 발기했을 때의 음경 크기 또한 사람마다 달라요. 그뿐만이 아니에요. 우리의 음경은 온도에 따라 크기가 변하기도 하지요. 그래서 화장실에서 본 친구의 음경 크기와 나의 음경 크기를 비교하는 것은 의미가 없답니다.

그런데 왜 항상 내 음경의 크기가 다른 사람의 것보다 작아 보이는 걸까요? 아마 다른 친구들 또한 같은 의문을 가지고 있을 거예요. 누구라도 음경을 위에서 내려다보면 실제보다 더 작아 보이기 때문이에요. 정말인지 바로 확인해 볼까요? 볼펜을 음경 가까이에 대고 음경의 각도만큼 기울여 보세요. 어때요? 볼펜이 실제 길이보다 훨씬 작아 보일 거예요. 이제 왜 내 음경은 늘 작아 보이는지 알겠지요?

그렇다면 음경이 크면 좋은 걸까요? 음경의 크기와 모양은 음경이 제 역할을 하는 것과는 전혀 상관이 없어요. 또 건강이나 남자다운 것과도 상관이 없지요. 혹시 야한 동영상이나 사진에 나오는 성인의 큰 음경을 보았다면, 그건 실제보다 과장되었거나 보통 사람보다 음경 크기가 훨씬 큰 사람일 거예요.

자신의 몸을 다른 사람과 비교하여 위축될 필요는 없어요. 또한 자신의 몸을 소홀히 다루지 말고, 소중하게 생각해야 한답니다.

고환이 짝짝이예요

"이리 보고 저리 봐도 제 고환이 짝짝이인 것 같은데, 이상한 것 아닌가요?"

많은 친구들이 이런 질문을 해요. 양쪽 고환의 크기가 달라서 걱정하는 것이지요. 여자들이 양쪽 가슴의 크기가 달라서 고민하는 것과 마찬가지로 말이에요.

우리의 신체 부위 중 양쪽이 완전히 똑같이 생긴 곳은 없어요. 크게 티가 나지는 않지만 눈도 짝짝이, 가슴도 짝짝이, 손가락 길이도 짝짝이, 엉덩이 크기도 짝짝이지요. 또 오른쪽보다 왼쪽 얼굴이 더 잘생겨서 왼

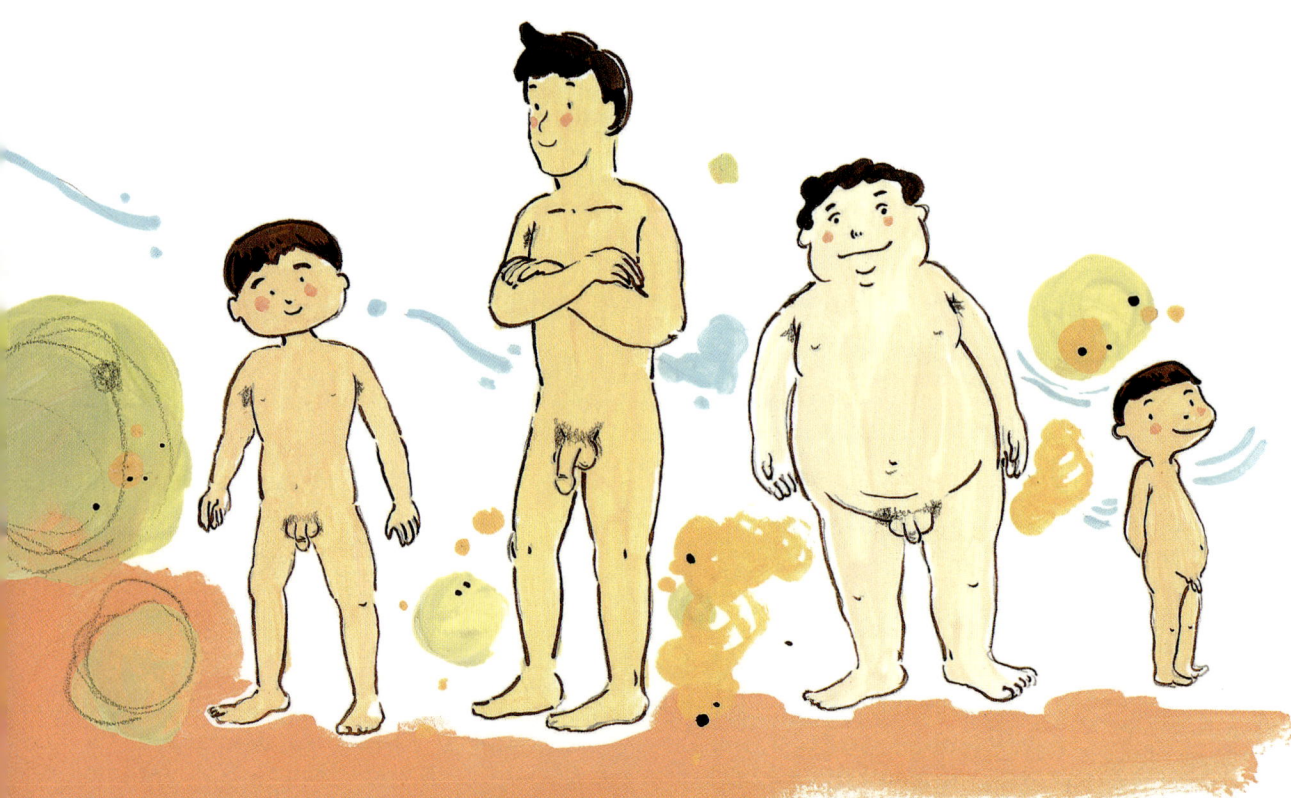

쪽 얼굴만 보이게 사진을 찍는 사람도 있어요. 이렇듯 양쪽 고환의 크기와 위치 또한 각기 다르답니다.

음낭이라는 주머니 속에 있는 두 개의 고환은 크기가 서로 다르고, 한쪽 고환이 다른 쪽 고환보다 조금 더 아래쪽에 위치해 있어요. 매우 예민한 고환이 서로 부딪치지 않도록 하기 위해서지요. 외부의 충격으로 고환이 아파 본 경험이 있는 친구들은 고환의 크기와 위치가 다른 것이 얼마나 다행인지 알 수 있을 거예요.

고환에는 지방샘과 땀샘이 있어서 사춘기가 되면 색깔이 검은 갈색으로 변해요. 혹시라도 내 고환의 색깔이 예쁘지 않다고 고민하는 친구가 있다면 걱정하지 않아도 돼요. 고환의 색이 예쁘지 않다고 하여 건강에 문제가 있는 것은 아니니까요.

고환이 몸의 바깥에 달려 있는 이유는 정자를 체온보다 낮은 온도로 유지하기 위해서예요.

고환은 매우 민감한 부위이지만 몸의 바깥에 있기 때문에 다치기가 쉬워요. 그러니 운동할 때는 꼭 보호대를 착용하고, 평소에도 속옷을 잘 입어서 보호해 주어야 해요. 또 꽉 끼는 바지나 속옷은 몸에 좋지 않아요. 그러니 조금 헐렁한 바지를 입고, 삼각 팬티보다는 사각 팬티를 입는 것이 통풍이 잘 되게 도와주어 건강에 좋답니다.

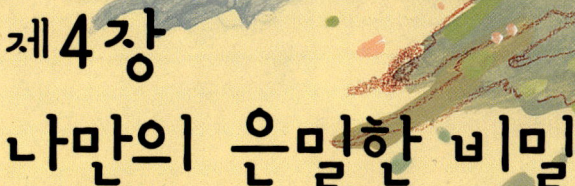

제4장
나만의 은밀한 비밀

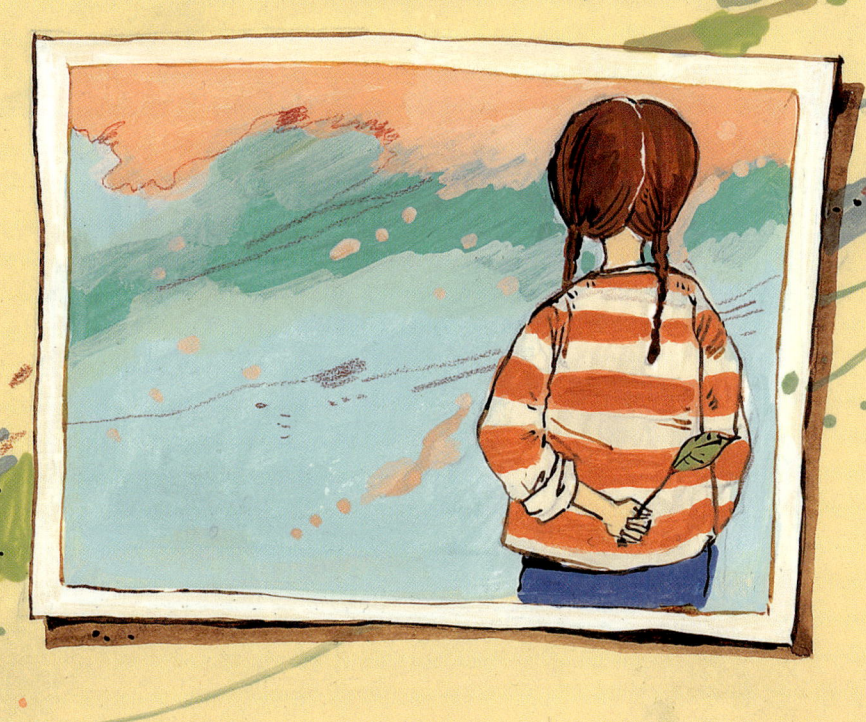

사춘기가 되면 성에 대한 관심과 호기심이 커지면서 자위를 하는 친구들이 있어요.
이는 어른이 되는 자연스러운 과정이므로 자위를 한다고 부끄러워 할 필요는 없답니다.
그럼 많은 사람들이 잘못 알고 있는 자위에 대한 상식과 그 진실을 알아볼까요?

자위가 뭐예요?

내 몸의 어느 부분이 무언가에 스치거나 혹은 그 부분을 무심코 만졌을 때, 기분 좋은 느낌을 느껴 본 적이 있나요?

성적인 즐거움을 느끼고 싶은 마음에 스스로 성기나 가슴 등을 만지는 것을 '자위'라고 해요. 즉, 자위는 자신의 성적인 욕구를 스스로 만족시키는 것을 말하지요.

우리는 아기 때부터 자신의 성기를 자연스럽게 만지며 놀곤 하는데, 사춘기가 되면서 성적인 즐거움을 느끼기 위해 자위를 하기 시작해요. 이것은 아주 자연스러운 일이에요. 남자든 여자든 모두 자위를 할 수 있지요. 자위는 사춘기 때부터 시작하여 성인이 되어서도 해요.

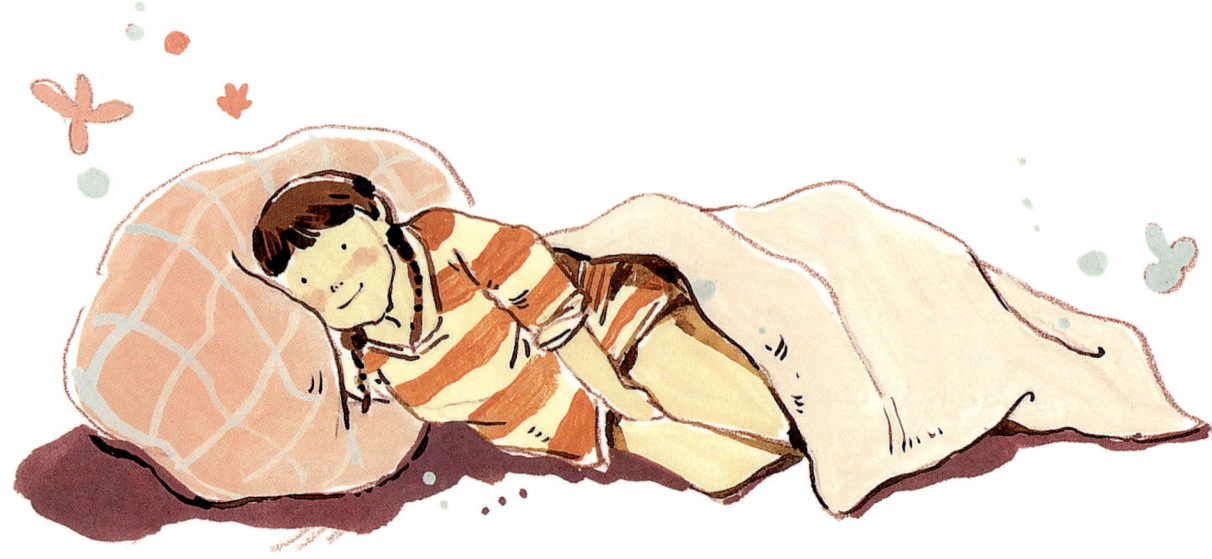

어떤 사람들은 자위는 옳지 못한 행위이며, 하지 말아야 한다고 생각해요. 또 종교와 문화에 따라서 나쁘게 받아들여지기도 하지요. 그래서 어떤 친구들은 자위로 인해 죄책감을 느끼고, 자위를 하고 싶은 마음이 드는 것조차도 인정하려 하지 않아요.

하지만 자위는 나쁘고 잘못된 행동이 아니에요. 성적으로 기분 좋은 느낌을 갖고자 하는 마음은 지극히 자연스러운 것이기 때문이에요. 또 자위를 통해서 내 몸을 살펴볼 수 있고 나의 성감대를 찾을 수도 있답니다.

이렇게 자위는 나에 대해서 더 잘 알아 가는 과정이 될 수 있어요.

그렇다고 하여 자위를 꼭 해야 하는 것은 아니에요. 자위는 전적으로 개인의 선택이랍니다.

자위할 때도 에티켓을 지켜요!

아무도 없는 혼자만의 공간에서 해요.

방에서 자위하는 중에 부모님이나 형제들이 노크도 없이 방문을 열어서 곤란해지는 경우가 있어요. 자위는 누군가에게 방해 받지 않을 수 있는 혼자만의 공간에서 해야 해요. 내 방에서 한다 하더라도 문을 잠그고 하는 게 좋아요.

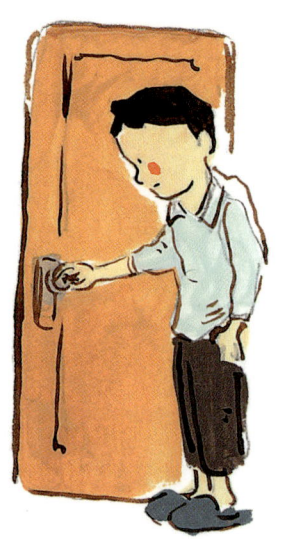

자신의 몸에 상처를 내지 않고, 건강에 문제가 없도록 해요.

자위에 너무 몰두하여 피로감을 심하게 느낄정도로 한다거나 도구로 몸에 상처를 내는 등의 건강을 해치는 행동은 하지 않아야 해요.

자위를 하기 전에는 손을 깨끗이 씻어요.

주로 자위는 성기를 만지면서 하는데, 우리 손에는 눈에 보이지 않는 많은 세균이 살고 있어요. 세균에 의해 성기에 염증이 생길 수 있으니, 자위를 하기 전에는 손을 깨끗이 씻는 것이 좋아요.

자위를 한 후에는 뒷정리를 잘 해요.

자위를 하면 남자들은 정액이, 여자들은 질 분비물 등이 나와서 휴지를 사용하게 돼요. 이때 사용한 휴지는 꼭 쓰레기통에 버리고, 정액이나 질 분비물이 속옷에 묻었다면 물로 속옷을 살짝 빨아서 빨래 통에 넣도록 해요.
어떤 친구들은 정액이 묻은 휴지나 속옷을 침대 밑이나 서랍 속에 숨기기도 해요. 하지만 그러면 위생상 좋지 않겠지요? 또한 가족들이 방 청소를 하다가 휴지나 속옷을 발견하게 된다면 민망할 수 있어요. 그러니 자위를 한 후에는 꼭 뒷정리를 깨끗하게 해야 해요.

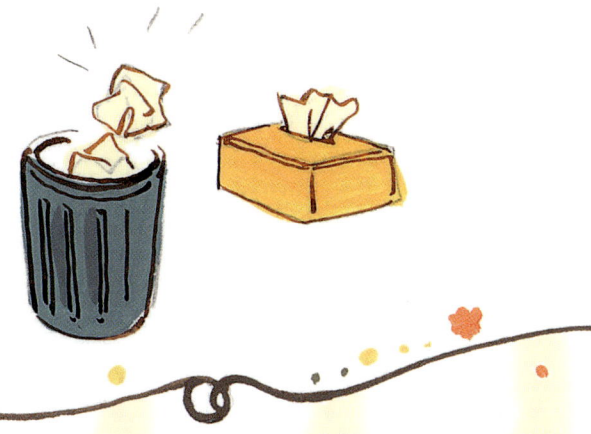
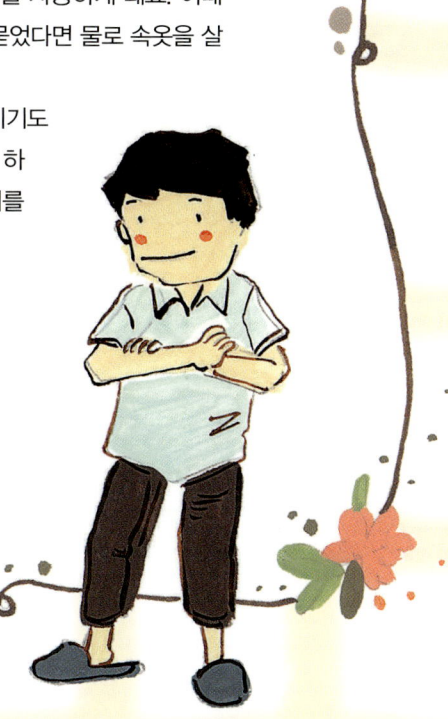

자위할 때 사정을 참아도 되나요?

많은 사람들이 사정을 빨리 하는 것에 대해 부정적인 생각을 갖고 있어요. 성관계는 오랫동안 하는 것이 좋다는 생각 때문이에요. 또 사정을 하면 체력 소모가 크고, 몸속의 정액이 없어진다고 생각하기도 하지요. 그래서 자위할 때 사정을 억지로 참는 경우도 있어요. 하지만 이는 잘못된 정보 때문에 생긴 오해예요.

그러면 반대로 사정을 참으면 전립선에 문제가 생겨 여러 가지 병에 걸리게 된다는 것은 사실일까요?

많은 전문가들이 자위할 때 사정을 참으면 전립선에 안 좋은 영향을 주는 경우가 있기는 하지만, 전립선과 관련된 병들이 꼭 이런 이유만으로 발생하는 것은 아니라고 말해요.

이렇듯 자위할 때 사정을 참으면 전립선염, 전립선암 등의 병에 걸린다는 속설은 잘못된 것이지요.

자위를 하면서 사정을 하고 안 하는 것은 개인의 선택이에요. 하지만 몸에서 일어나는 자연스럽고 건강한 반응을 인위적으로 멈추려 할 필요는 없답니다.

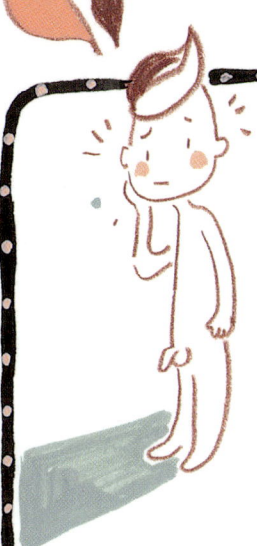

전립선과 관련된 병

전립선은 남성이 가지고 있는 기관으로 방광의 바로 아래에 위치해 있어요. 그럼 전립선과 관련된 병에는 어떤 것이 있을까요?

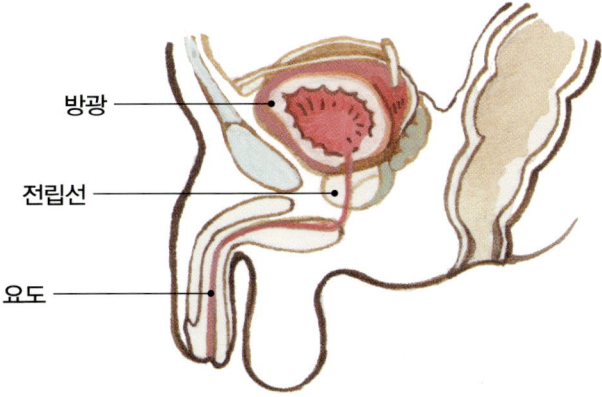

전립선염
전립선에 염증이 생기는 질병으로 남성의 50%가 평생에 한 번은 걸리는 흔한 질병이에요. 전립선염은 원인에 따라 박테리아에 의한 세균성과 원인이 밝혀지지 않은 비세균성으로 나뉘어요. 비세균성은 치료가 어렵고 재발이 쉬워 관리를 잘해야 해요. 전립선에 염증이 생기면 소변을 자주 보게 되고 발기가 잘 되지 않아요. 또 사정을 할 때 통증이 있고 근육통이 생기기도 해요.

전립선암
전립선에 암세포가 발생한 것을 말해요. 전립선암의 증상은 소변 횟수는 많아지지만 소변이 잘 나오지 않고, 배뇨 후에도 소변이 남은 듯한 느낌이 나요. 밤중에 화장실을 자주 가기도 하고, 화장실에 도착할 때까지 소변을 참지 못하기도 한답니다.

자위의 횟수는 몇 번이 적당한가요?

많은 친구들이 "자위를 너무 많이 하는 것 같아요. 자위는 하루에 몇 번 하는 것이 적당한 건가요?"라는 질문을 해요.

그럼 자위를 몇 번 하는 게 좋을까요? 하루에 세 번 자위를 하면 좋을까요? 아니면 일주일에 일곱 번? 이 질문에 대한 답은 "개인마다 다르다."예요.

"하루에 세 번 자위를 하는 게 적당합니다." 또는 "일주일에 일곱 번 정도 자위를 하는 게 건강에 좋습니다." 등의 정답은 없어요. 즉 자위 횟수에 대해서는 정해진 것이 없다는 이야기지요.

자위는 자신의 성적인 욕구를 스스로 해결하는 것이에요. 그러니 각자의 성적인 욕구와 건강 상태, 상황 등에 따라 자위 횟수를 결정해야 해요. 물론 자위를 하지 않는 사람도 있을 수 있어요.

그런데 왜 많은 친구들이 자위 횟수에 대해서 고민할까요? 그건 아마도 자위를 많이 하면 대음순, 소음순이 늘어난다거나 음경이 휜다거나 등의 자위와 관련한 여러 가지 오해 때문일 거예요.

자위로 인해 몸이 너무 피로해서 아침에 일어나기 힘들거나 평상시 활동할 때 피로감을 느끼는 경우가 있어요. 이런 경우에는 자위를 멈추고 충분한 휴식을 취해야 해요.

또 자위에 너무 집중한 나머지 공부에 방해가 되고, 친구들과 만나는 시간이 줄어든다면 자신의 자위 행위에 대해 살펴볼 필요가 있어요. 자

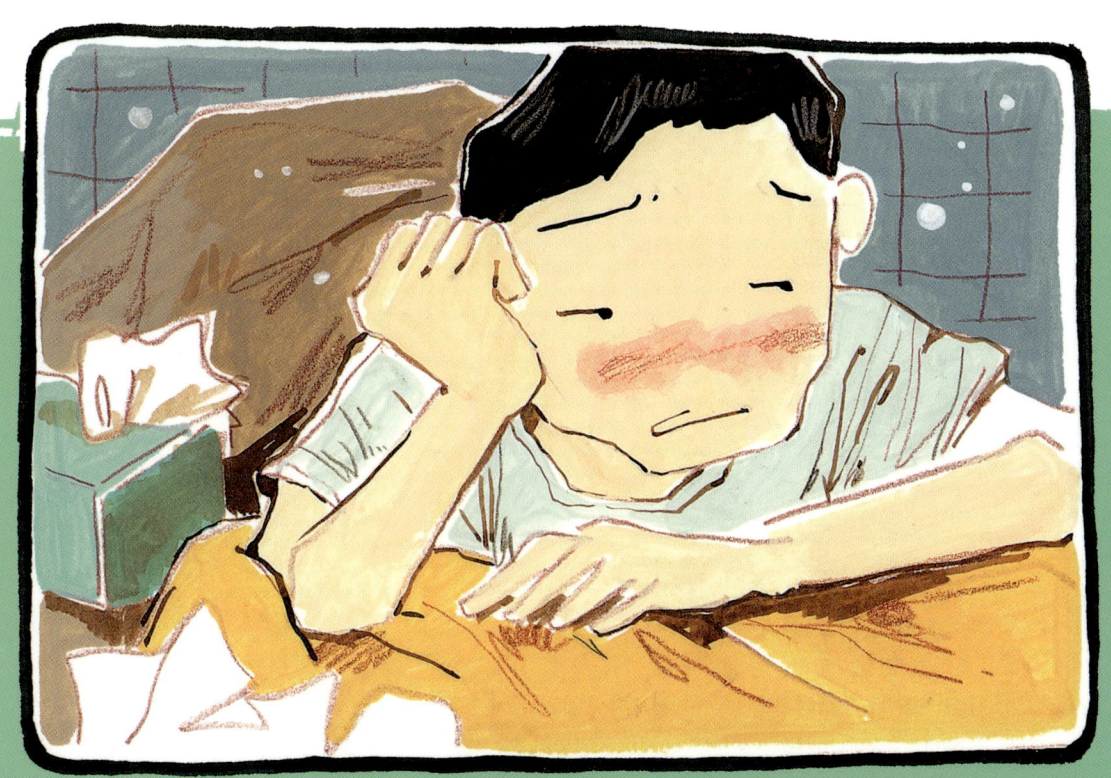

위를 참아 보거나 관심을 다른 곳으로 돌려서 조절해 보는 것도 좋은 방법이지요. 운동을 하는 것 또한 성적인 욕구를 조절하는 데 많은 도움이 된답니다. 밝고 건강한 생각을 통해 즐거운 사춘기를 보내요.

자위에 대한 몇 가지 오해

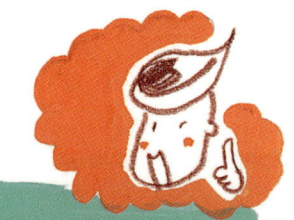

키가 안 크다. ➡ 아닙니다.

자위와 키가 크는 것은 아무 상관이 없어요. 자위는 성호르몬의 영향을 받는 것이고, 키가 크는 것은 성장호르몬의 영향을 받는 것이기 때문이에요.

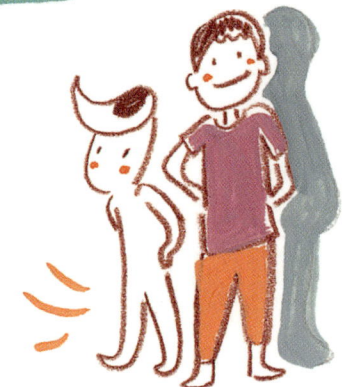

정액이 없어져서 아기를 가질 수 없다. ➡ 아닙니다.

자위를 많이 하더라도 정액은 없어지지 않아요. 사춘기가 되면 고환에서 남성호르몬인 테스토스테론이 생산되면서 정자가 만들어져요. 평생 동안 매일 50만~100만 마리의 정자가 만들어 지지요.
그렇기 때문에 정액이 없어져서 아기를 가질 수 없다는 말은 잘못된 것이랍니다.

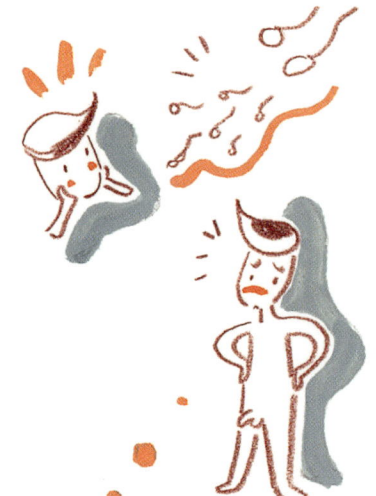

음경이 휘어진다. ➡ 아닙니다.

자위하는 친구들이 많이 하는 고민 중 하나가 자위를 하고 난 후부터 음경이 휘어졌다는 거예요. 하지만 자위 때문에 음경이 휘어지지는 않아요.
음경은 사람마다 모양, 크기, 굴곡 등이 다르며, 보는 각도에 따라 휘어져 보이기도 해요.
하지만 음경이 휘어진 정도가 심하고 발기를 할 때 통증이 있다면 병원에 가서 검사를 받아 보는 것이 좋아요.

대음순, 소음순이 늘어난다. 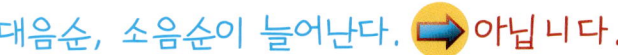 아닙니다.

남자들이 자위를 하면서 음경이 휘어진 것 같아 걱정하듯이 자위를 하는 여자들의 고민 중 하나가 대음순, 소음순이 늘어난 것 같다는 거예요. 하지만 자위를 하는 것과 대음순, 소음순이 늘어나는 것은 전혀 관계가 없어요.
사춘기 때는 우리 몸이 많은 변화를 통해 성장하는데 대음순, 소음순 역시 자라고 있는 과정이기 때문에 이전과 달라 보일 수 있답니다.

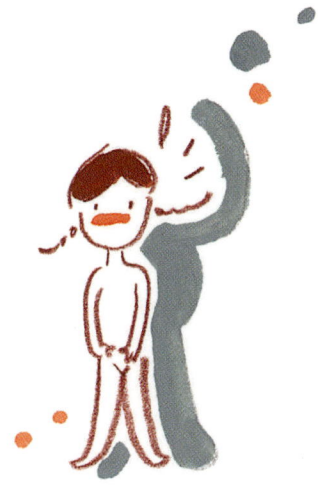

성기 주변의 색깔이 검게 변한다. 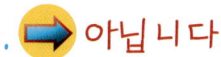 아닙니다.

성기 주변의 색깔은 자위 때문에 검게 변하는 것이 아니라 호르몬의 영향으로 진한 갈색을 띠기도 해요. 하지만 이것도 개인차가 있어요. 우리나라 사람 중에도 피부가 특히 하얗거나 검거나 불그스름한 사람이 있듯이, 성기 주변의 색깔 역시 마찬가지랍니다.

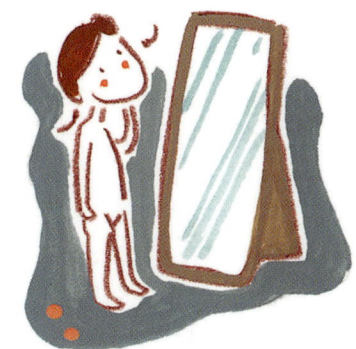

조루가 되다. 아닙니다.

조루는 자신의 의지대로 사정을 조절하지 못하는 상태를 말해요.
자위 때문에 조루가 되지는 않아요. 다만 자위하면서 불안감을 느끼고 사정을 빨리하는 습관을 가지게 되면, 성관계를 할 때에도 빨리 사정하게 될 수 있답니다. 그렇기 때문에 자위를 할 때는 안정적인 공간에서 편안하게 해야 해요.

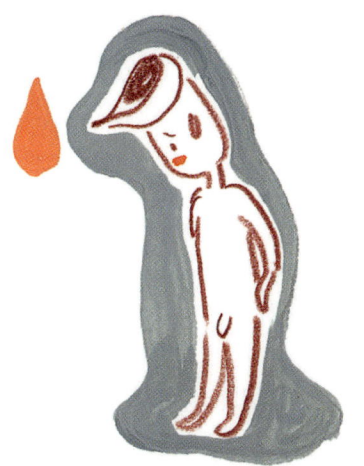

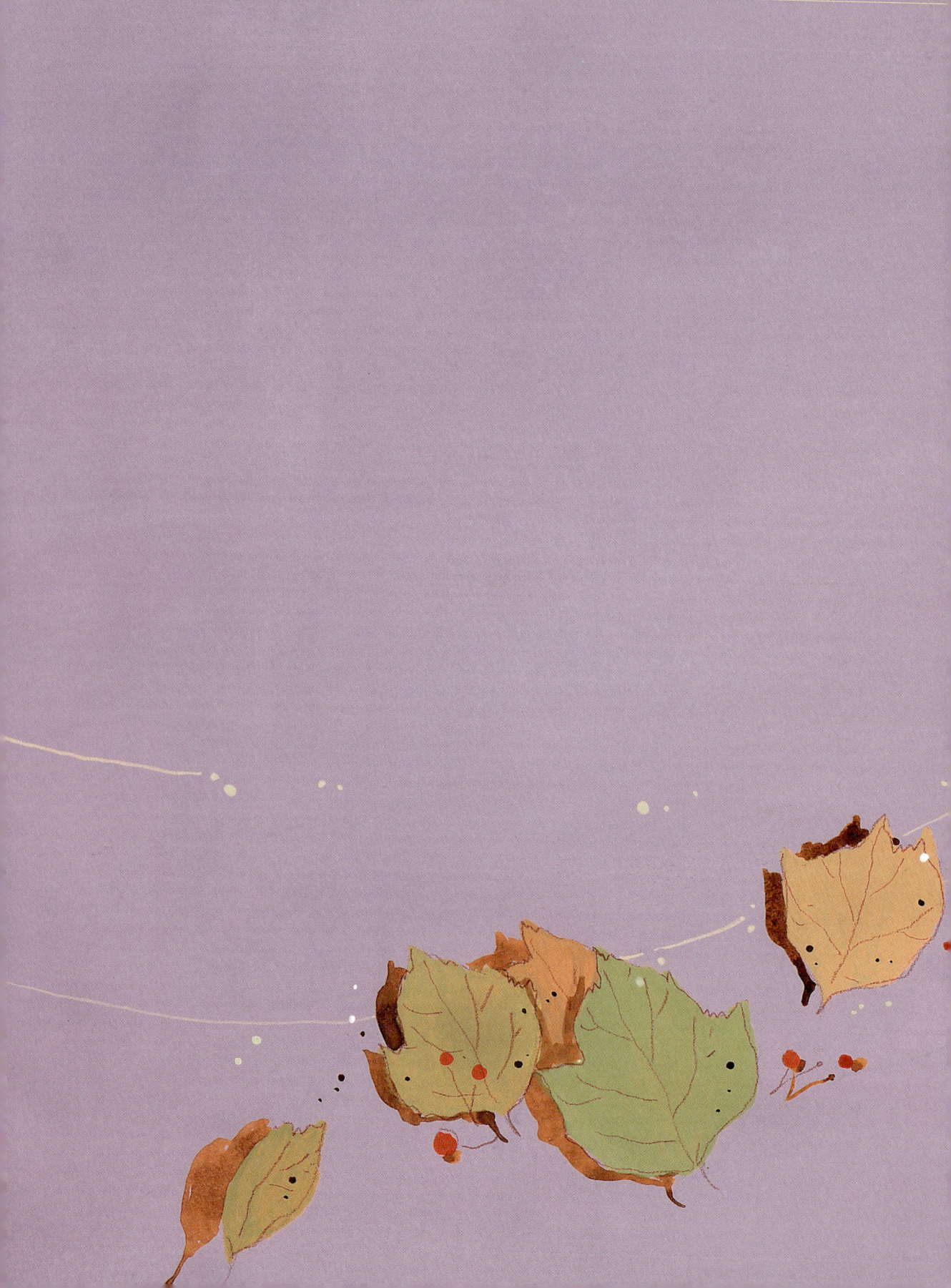

제 5 장
사랑이 시작되는 사춘기

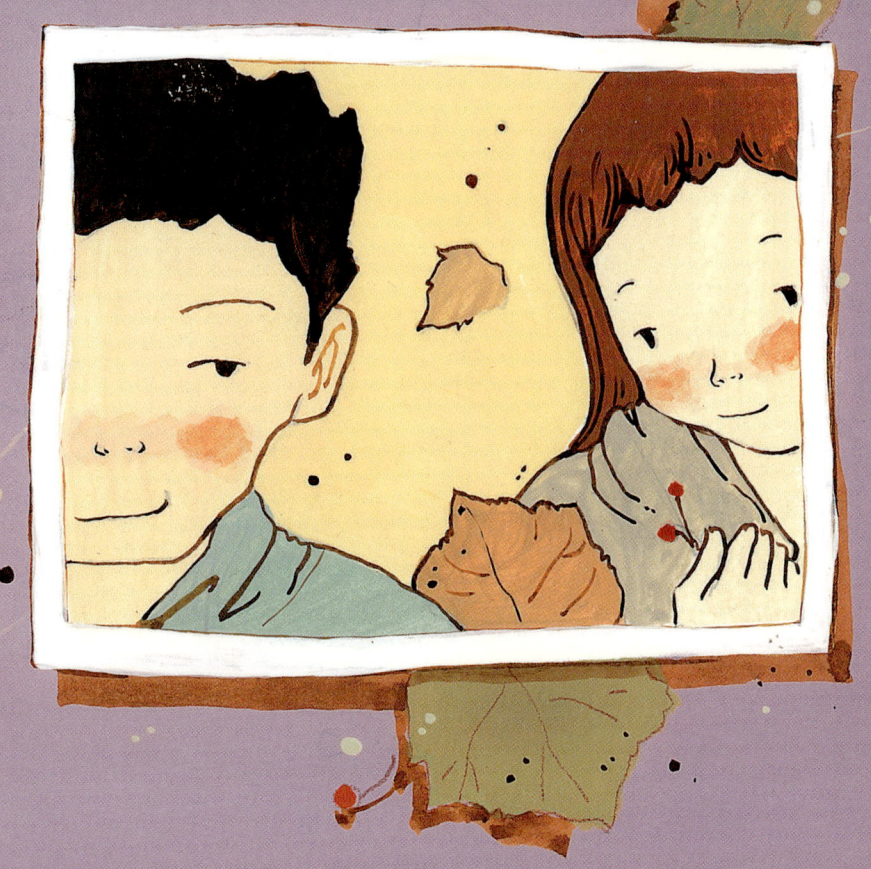

그저 친구로만 보였던 이성 친구가 갑자기 전과 다른 느낌으로 다가오기 시작해요. 좋아하는 사람과 늘 함께하고 싶고 스킨십을 나누고 싶은 생각은 사춘기의 자연스러운 변화랍니다. 그럼 사춘기에는 어떻게 연애를 해야 할까요?

좋아하는 사람이 생겼어요

혹시 자꾸 눈이 가고, 어쩌다 몸이 스치면 쿵쾅쿵쾅 심장이 마구 뛰고, 맛있는 것을 먹거나 재미있는 것을 보면 가장 먼저 생각나는 친구가 있나요? 도대체 이런 마음은 왜 생기는 걸까요?

사춘기가 되면 몸에 여러 가지 변화가 생기는 것처럼 마음에도 변화가 생겨요. 전에는 느껴 본 적이 없던 특별한 감정을 갖게 되는 것이지요. 이런 감정은 매우 자연스러운 거예요. 하지만 이런 감정이 다른 일에 집중할 수 없을 정도로 커져 버린다면 많이 힘들겠지요?

그럴 땐 두렵고 떨리겠지만 좋아하는 친구에게 나의 마음을 고백해 보면 어떨까요? 마음은 눈에 보이지 않아서 말로 표현하지 않으면 알 수 없으니까요.

고백하는 방법에는 여러 가지가 있어요. 자신의 성격과 상황에 따라 자신만의 방법으로 고백하는 것이 좋아요. 그 친구가 좋아하는 간식을 함께 먹으면서 이야기할 수도 있고, 집 앞에 찾아가서 이야기할 수도 있어요. 직접 눈을 보고 말하는 것이 어렵다면 편지를 써서 주는 것도 좋은 방법이지요.

누군가를 좋아하는 마음 때문에 힘이 들지만 아직 고백할 용기가 나지 않는다면 가장 가까이에 있고 믿을 수 있는 친구에게 털어놓는 것도 좋아요.

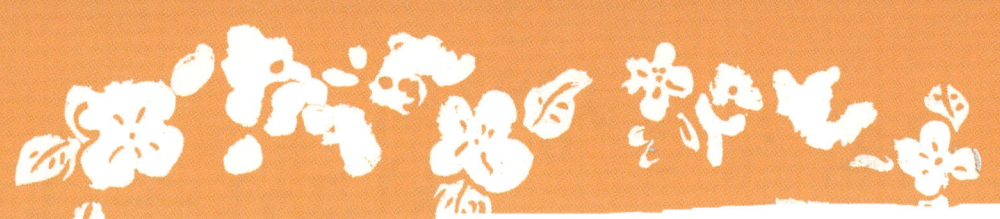

만약 여러분이 좋아하는 친구가 나를 좋아해 주지 않는다고 해도 너무 슬퍼하지 말아요. 나 아닌 다른 사람의 매력적인 모습을 발견하고 좋아하는 것은 참 대단한 일이거든요. 누군가를 좋아하는 마음은 그 자체만으로도 참 예쁘고 소중한 것이랍니다. 그리고 내가 누군가를 좋아하는 것처럼 남몰래 나를 좋아하고 있는 친구가 있을지 몰라요. 내가 좋아하는 친구가 어떤 친구를 좋아할지 궁금하지 않나요? 키가 큰 친구? 운동을 잘하는 친구? 공부를 잘하는 친구? 재미있는 친구? 이런 친구도 좋지만 준비물이 없을 때 챙겨 주는 친구, 눈이 마주치면 늘 밝게 웃어 주고 먼저 인사해 주는 친구, 친절하고 고운 말을 사용하는 친구는 어떨까요? 외모가 뛰어나거나 특별한 능력이 없어도 이런 친구라면 모두가 좋아하겠지요?

그리고 한 가지 더! 외모가 멋진 것도 좋지만, 늘 자신감이 넘치는 친구는 정말 매력적일 거예요. 그러니 내가 무엇을 잘하고 좋아하는지를 알고, 나 자신을 누구보다 아끼고 사랑해야 한답니다.

5장 사랑이 시작되는 사춘기 · 95

나와 같은 성별의 친구가 좋아요

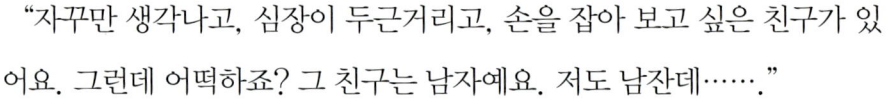

"자꾸만 생각나고, 심장이 두근거리고, 손을 잡아 보고 싶은 친구가 있어요. 그런데 어떡하죠? 그 친구는 남자예요. 저도 남잔데……."

여러분은 '동성애'라는 말을 들어 본 적 있나요? 이성애가 여자가 남자에게 또는 남자가 여자에게 마음이 끌리는 거라면, 동성애는 같은 성을 가진 상대에게 마음이 끌리는 것을 말해요. 이런 사람을 동성애자라고 하고 여성 동성애자는 레즈비언(lesbian), 남성 동성애자는 게이(gay)라고 부르지요.

주변을 보면 동성애자에 대한 많은 오해와 편견이 있어요. 하지만 수학을 좋아하는 친구가 있고, 국어를 좋아하는 친구가 있듯이 동성애는 이성애와 다른 것일 뿐 틀린 것은 아니에요. 이성이든 동성이든 매력적인 상대에게 마음이 끌리는 것은 자연스러운 일이니 동성을 좋아하는 친구를 놀리거나 괴롭혀서는 안 돼요.

'혹시 내가 동성애자가 되면 어떡하지?' 하고 걱정하는 친구들도 있어요. 하지만 동성애자는 스스로 자신의 감정을 인정하고 받아들인 사람이에요. 지금은 내가 어떤 사람에게 끌림을 느끼는지, 어떤 사람과 연애를 했을 때 더 행복한지를 먼저 알아야 해요.

동성애자 외에도 우리 주변에는 다양한 성 정체성을 가진 사람들이 있어요. 바이섹슈얼, 트랜스젠더, 무성애자 등이 있지요. 이들을 통틀어 성소수자라고 말해요.

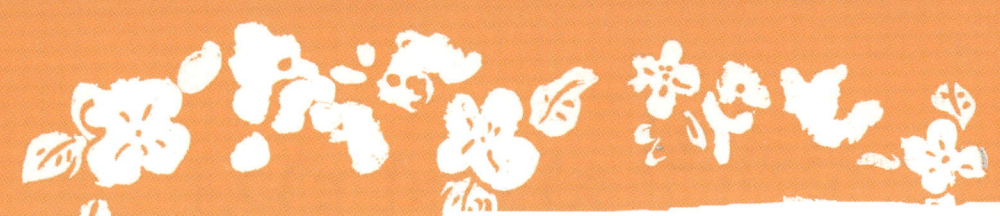

　성 소수자들은 특별한 사람들이 아니에요. 우리 주변에서 우리와 함께 살아가는 평범한 사람들이지요. 그러니 이들이 일상 속에서 편안하게 살 수 있도록 우리가 가지고 있는 나쁜 편견들을 없애야 한답니다.

<성소수자와 관련된 용어>

- **바이섹슈얼(양성애자):** 남성과 여성 모두에게 마음이 끌리는 사람을 말해요.
- **트랜스젠더:** 생물학적인 겉모습과 다른 성을 지녔다고 생각하는 사람을 말해요. 육체적인 성과 정신적인 성이 다른 것이지요. 트랜스젠더는 자신이 어떤 성별이라고 느끼는지에 따른 것이기 때문에 좋아하는 대상이 동성인 동성애자와는 달라요. 성전환 수술 여부와는 관계가 없기 때문에 외모나 복장만으로 구분할 수 없어요.
- **인터섹슈얼:** 간성, 혹은 중성을 말해요. 남성과 여성의 성기를 둘 다 가지고 있거나 두 가지 성기 중 한 가지가 불완전하게 남아 있는 것이지요.
- **퀘스쳐너리:** 자신을 남성 혹은 여성이라고 생각하는 것이 성 정체성이에요. 퀘스쳐너리는 성 정체성을 찾는 과정에 있거나 내가 어떤 성 정체성을 가진 사람인지 정하지 않은 사람을 말해요.
- **커밍아웃:** 성 소수자 스스로 자신의 성 정체성을 인정하고 주변에 밝히는 것을 말해요. 자신을 당당하게 드러내는 용기 있는 행동이지요.
- **아웃팅:** 자신의 의지와 상관없이 다른 사람에 의해 나의 성 정체성이 알려지는 것을 말해요. '강제적인 커밍아웃'이라고 할 수 있지요. 본인의 동의 없이 다른 사람의 민감한 성 정체성에 대해 말하는 것은 그 사람을 배려하지 않는 행동이니 주의해야 해요.

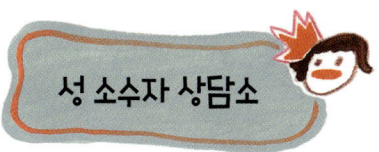

성 소수자 상담소

- 동성애자인권연대 www.lgbtpride.or.kr
- 한국게이인권운동단체 '친구사이' www.chingusai.net
- 한국레즈비언상담소 www.lsangdam.org
- 한국성적소수자문화인권센터 www.kscrc.org

연애의 장점과 단점

'연애'란 무엇일까요?

누군가를 사랑하고 연애를 한다는 것은 단지 서로가 상대방을 좋아하는 마음만을 말하는 것이 아니에요. 연애는 그 사람과 함께 시간을 보내고, 서로가 느끼는 슬픔, 화, 외로움, 짜증, 기쁨, 즐거움을 나누고, 서로에게 있었던 일들을 공유하면서 더욱 가까워지는 것이에요. 또한 손을 잡는 것 같은 신체 접촉을 통해 나의 마음을 표현하고 좋은 관계를 유지하기 위해 두 사람이 함께 노력하는 일도 포함되지요.

너무 어렵다고요? 맞아요. 연애는 저절로 이루어지는 것이 아니라 많은 시간과 노력이 필요한 일이에요.

그렇다면 연애의 장점은 무엇일까요?

짝사랑을 할 때와는 다르게, 내가 좋아하는 사람이 나를 좋아해 준다는 사실일 거예요. 그리고 그런 서로의 마음을 숨기지 않고 마음껏 표현할 수도 있지요. 또 힘들고 외로울 때 나의 편이 내 곁에 있다는 것 자체만으로도 든든할 거예요.

하지만 연애는 언제나 좋지는 않아요. 때론 다투고 서로에게 상처 주는 말을 해서 하루 종일 우울해지기도 하지요. 또 연애에만 집중한 나머지 성적이 떨어지기도 하고, 다른 친구들에게 소홀해져서 친구들과 멀어지기도 해요. 그래서 어떤 친구들은 연애를 끝내고 난 후 친구까지 다 떠

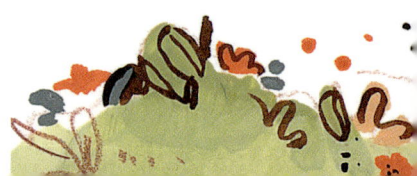

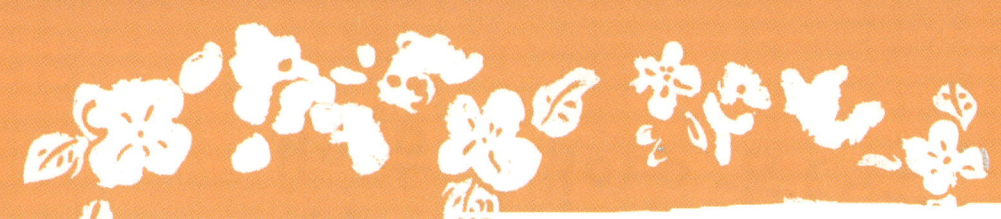

나서 힘들어 하기도 해요. 또 어떤 친구들은 데이트를 할 수 있는 장소나 필요한 돈을 마련하는 일로 걱정하기도 해요.

  그렇다고 연애를 시작하기도 전에 겁을 먹고 포기할 필요는 없어요. 힘든 순간도 있겠지만 그런 과정을 통해 다른 누군가를 사랑하고 아껴 주는 법을 배울 수 있을 테니까요.

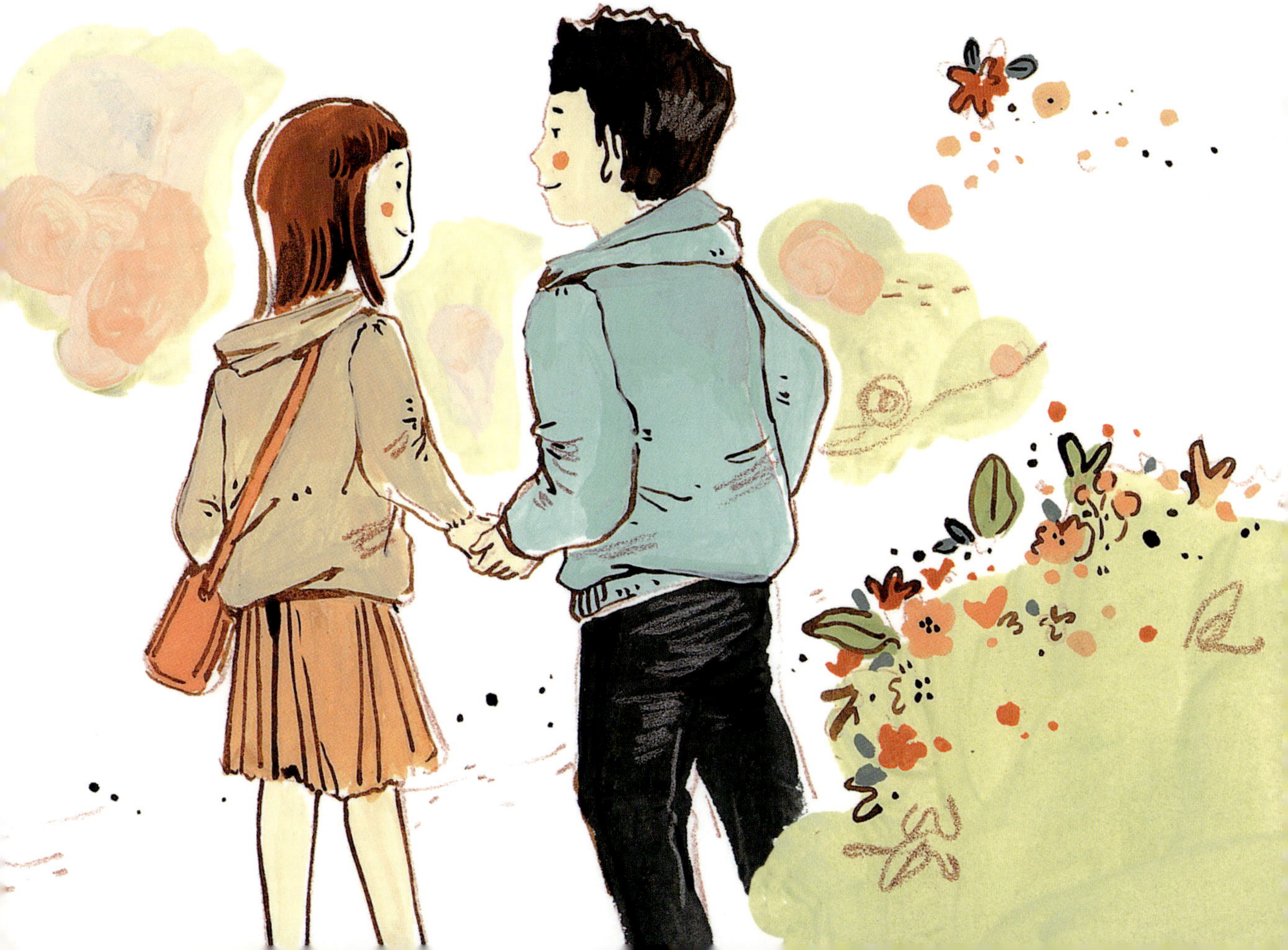

즐거운 연애를 위해 가져야 할 마음가짐

여러분은 어떤 연애를 하고 싶나요?

드라마나 영화를 통해 이상적인 연애를 꿈꾸던 친구들은 실제로 연애를 시작하면 금방 실망하는 경우가 많아요. 드라마나 영화는 실제 연애의 여러 가지 모습을 다 담지 못하고 아름답고 예쁜 모습을 주로 보여 주기 때문이에요.

연애를 하면 다양한 감정을 느끼고, 여러 가지 복잡한 상황을 만나게 돼요. 이럴 때는 연애를 하면서 느끼는 어려움에 대해 상대방에게 솔직하게 이야기하고 같이 해결 방법을 찾는 것이 중요해요.

그리고 두 사람 사이의 일을 다른 친구에게 경솔하게 말하는 것은 좋지 않아요. 자칫 나쁜 소문이 나면 또 다른 오해가 생겨서 상처를 받고 속상할 수 있으니까요.

연애를 하는 친구들에게 가장 고민되는 것이 무엇인지 질문하면 많은 친구들이 데이트 비용이라고 답해요. 비싼 선물을 주고받거나 기념일을 챙기는 것은 서로에게 부담이 될 수 있어요. 그러니 이에 대해 상대방과 이야기해 보고 서로 맞춰 가는 것이 좋아요.

부모님 중에는 자녀의 연애를 반대하는 분이 많아요. '성적이 떨어지진 않을까?', '성관계를 하진 않을까?' 하는 걱정이 되기 때문이에요. 하지만 부모님께 연애하는 사실을 숨기고 거짓말하기보다는 연애를 시작했음을 당당히 이야기하는 것이 좋아요. 그리고 부모님이 걱정하는 부분에 대해

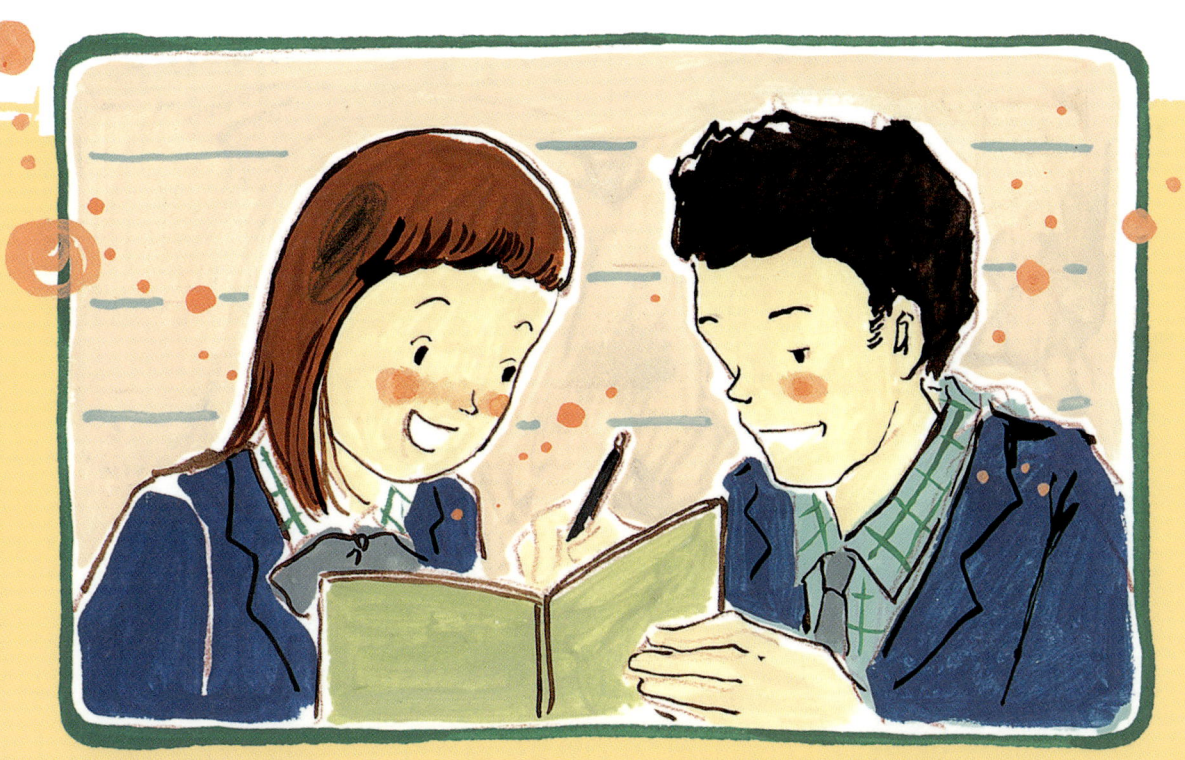

서 문제가 생기지 않도록 하겠다는 신뢰감을 주어야 해요. 공부도 더 열심히 하고, 늦은 시간에 만나는 일은 피하고, 연애를 하면서 어려운 점이 있으면 부모님께 도움을 청하기도 하면서 부모님을 내 연애의 든든한 지원군으로 만드는 건 어떨까요?

그리고 내가 사귀고 있는 친구뿐만 아니라 다른 친구들과의 관계를 잘 유지하는 것도 잊지 마세요. 상대방을 구속하기보다는 각자의 친구들과도 잘 지낼 수 있도록 배려해 주는 멋진 애인이 되어야 한답니다.

마지막으로 연애를 하면서 가장 중요한 것은 상대방에게 나의 생각만을 강요하지 않는 거예요. 상대방의 입장에서 한 번 더 생각하고 이해하기 위해 노력한다면 보다 즐겁고 행복한 시간을 만들 수가 있어요.

좋아하는 상대와 스킨십을 해도 되나요?

누군가를 좋아하고 연애를 시작하게 되면 서로에게 더 가까이 다가가고 싶어져요. 사랑하는 사람과 스킨십을 하는 모습을 상상하지요. 그리고 여러 가지 방법으로 애정을 표현해요. 이를테면 손을 잡거나 포옹을 하고, 어깨에 손을 올리거나 입을 맞추는 등의 행동으로 말이에요.

스킨십에는 다양한 종류가 있고, 내가 원하는 것과 원하지 않는 것이 있을 수 있어요. 스킨십에 대한 생각도 사람마다 정말 다양하기 때문에 상대가 어떤 스킨십을 좋아하는지, 어떻게 스킨십을 나누면 좋을지 이야기를 나눠 보는 것이 중요해요.

연애를 한다고 해서 반드시 스킨십을 해야 하는 것은 아니에요. 선물을 주고, 어려운 일을 도와주고, 약속 시간에 먼저 나가서 기다려 주는 것처럼 스킨십은 상대방에 대한 나의 마음을 표현하는 방법 중 하나일 뿐이지요. 상대방이 스킨십을 원하지 않으면 그 또한 배려해 주는 자세가 필요해요. 또 단순한 호기심으로 텔레비전에서 본 스킨십을 따라 하거나 충동적으로 스킨십을 하는 것은 옳지 않아요.

여러분이 할 수 있는 스킨십이 따로 정해져 있는 것은 아니에요. 스킨십은 나와 상대방이 모두 원하는 경우라면 어떤 것이든 할 수 있어요. 사랑하는 사람과 스킨십을 하는 것은 매우 즐겁고 설레는 일이 될 거예요.

하지만 두 사람 중 한 사람이 더 깊은 스킨십을 원할 때도 있어요. 그런

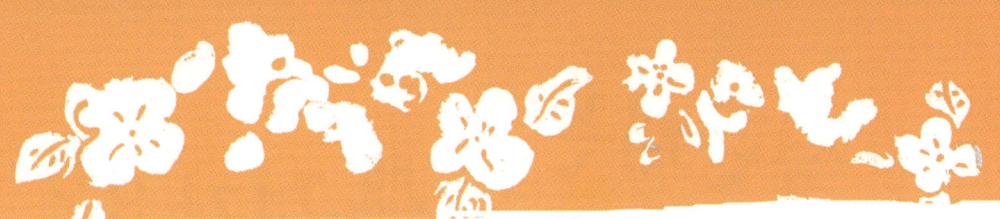

상황에서 상대에 대한 배려 없이 스킨십을 한다면 두 사람 모두 감정이 상하거나 상처를 받을 수 있지요. 좋아하는 감정을 표현하기 위한 스킨십 때문에 상처를 받는다면 정말 슬프겠지요? 그러므로 내가 원하지 않을 때는 나의 생각과 기분을 분명하게 말해야 해요. 또 상대가 하기 싫어하는 스킨십은 바로 그만 둘 수 있어야 하지요.

정말 나를 위하고 상대방을 위한다면 각자의 생각을 존중해 줄 수 있어야 한답니다.

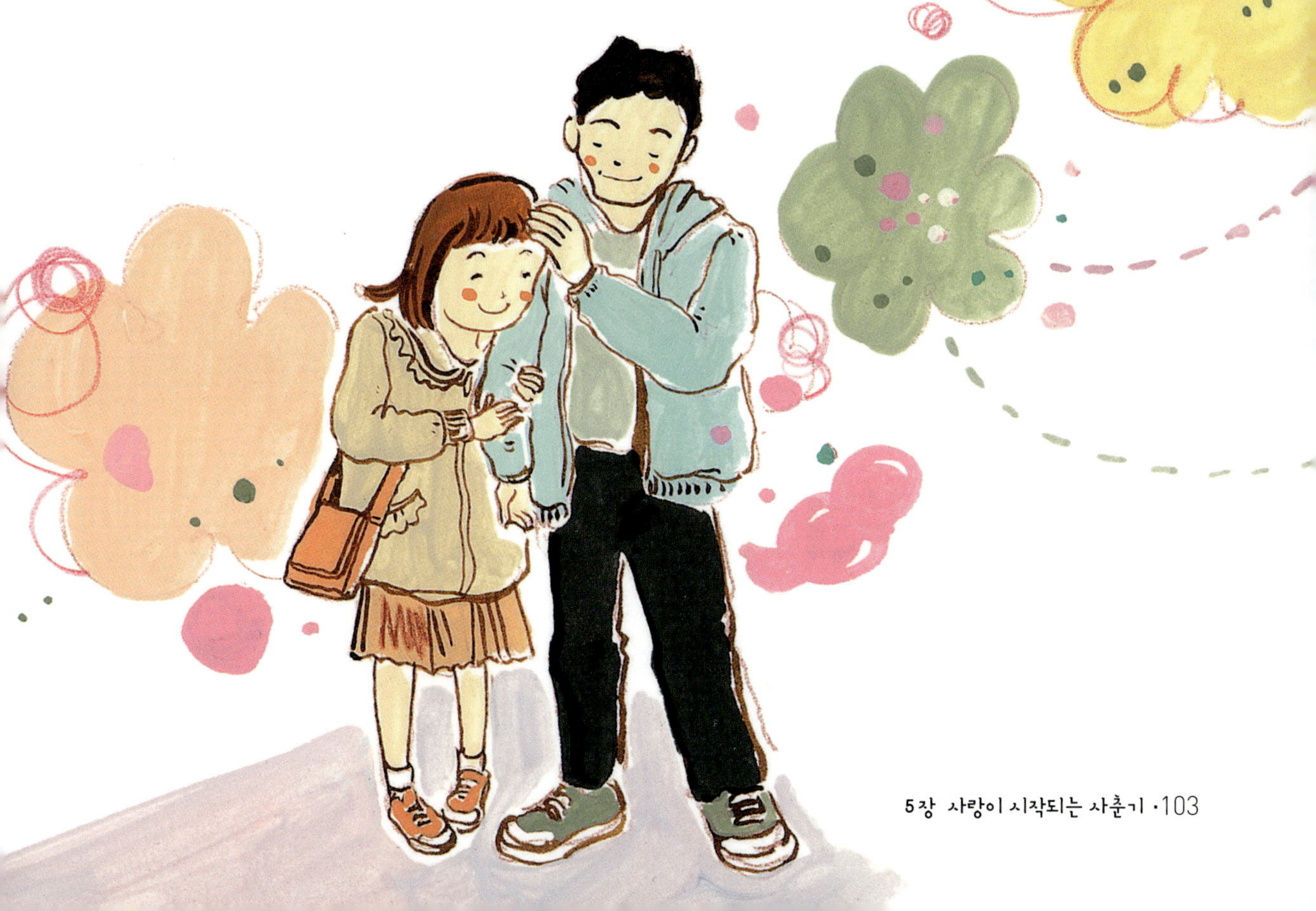

성관계는 나쁜 건가요?

사춘기가 되면 성에 대한 호기심이 생기고 성관계가 하고 싶어지기도 해요. 이런 감정과 욕구가 생기는 것은 자연스러운 것이니 심각하게 고민할 필요는 없어요. 물론 사춘기가 된 모든 친구들이 성에 관심이 많아지고 성적 욕구가 생기는 것은 아니에요.

성관계는 사랑을 표현하는 방법 중 하나지만 손을 잡거나 포옹을 하는 것과 같은 가벼운 스킨십과는 달라요. 성관계 후에는 임신이나 성병 같은 결과가 생길 수 있기 때문이에요. 그러므로 성관계는 두 사람 모두가 원할 때 해야 하고, 내가 하고 싶지 않을 때는 거절할 수 있어야 한답니다.

그렇다면 성관계는 언제부터 할 수 있을까요?

성관계의 시기가 따로 정해져 있는 것은 아니에요. 하지만 성관계를 하기 전에 내

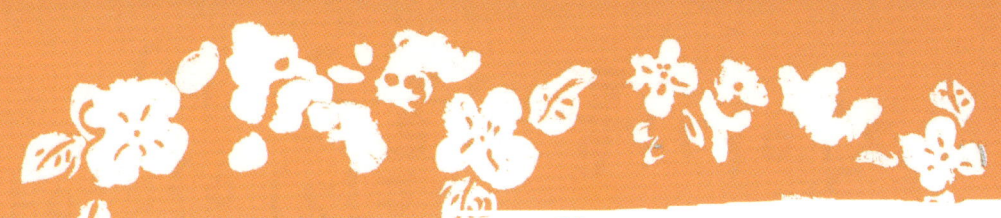

가 성관계에 대해 어떻게 생각하고 있는지, 또 어떠한 준비가 필요한지, 성관계 후에는 어떤 결과가 생길 수 있는지 살펴보는 것이 중요해요.

성관계를 하고 싶은 이유가 주변 친구들의 이야기를 듣고 생긴 호기심 때문이라거나, 야한 동영상을 보고 따라 하고 싶어서라면 다시 생각해 봐야 해요.

성관계는 두 사람이 몸과 마음의 준비가 된 상태에서 해야 해요. 또 원치 않는 임신과 같은 일에 대해 충분히 생각한 후, 책임질 수 있을 때 해야 서로에게 상처를 주지 않고 둘의 관계를 더욱 돈독히 할 수 있어요. 단순한 호기심이나 욕구 충족을 위해 성관계를 하게 되면 나와 상대방 모두에게 깊은 상처로 남게 되지요.

만약 상대방이 성관계에 대한 준비가 되지 않아 거절하면, 그 친구의 생각을 이해해 주고 거절한 것을 비난하지 않아야 해요. 성관계는 서로의 좋은 감정을 나누는 행동이기 때문에 나의 감정뿐만 아니라 상대방의 감정도 살펴야 하는 거니까요.

반대로 계속 거절하는 것이 미안해서 혹은 연애가 끝날까 두려워서, 준비가 되지 않은 상태로 원치 않는 성관계를 갖는 일도 없어야 해요. 내 몸은 나의 것임을 꼭 기억하고 내 몸을 소중히 여겨야 한답니다.

아직 아기를 키울 준비가 되지 않았어요

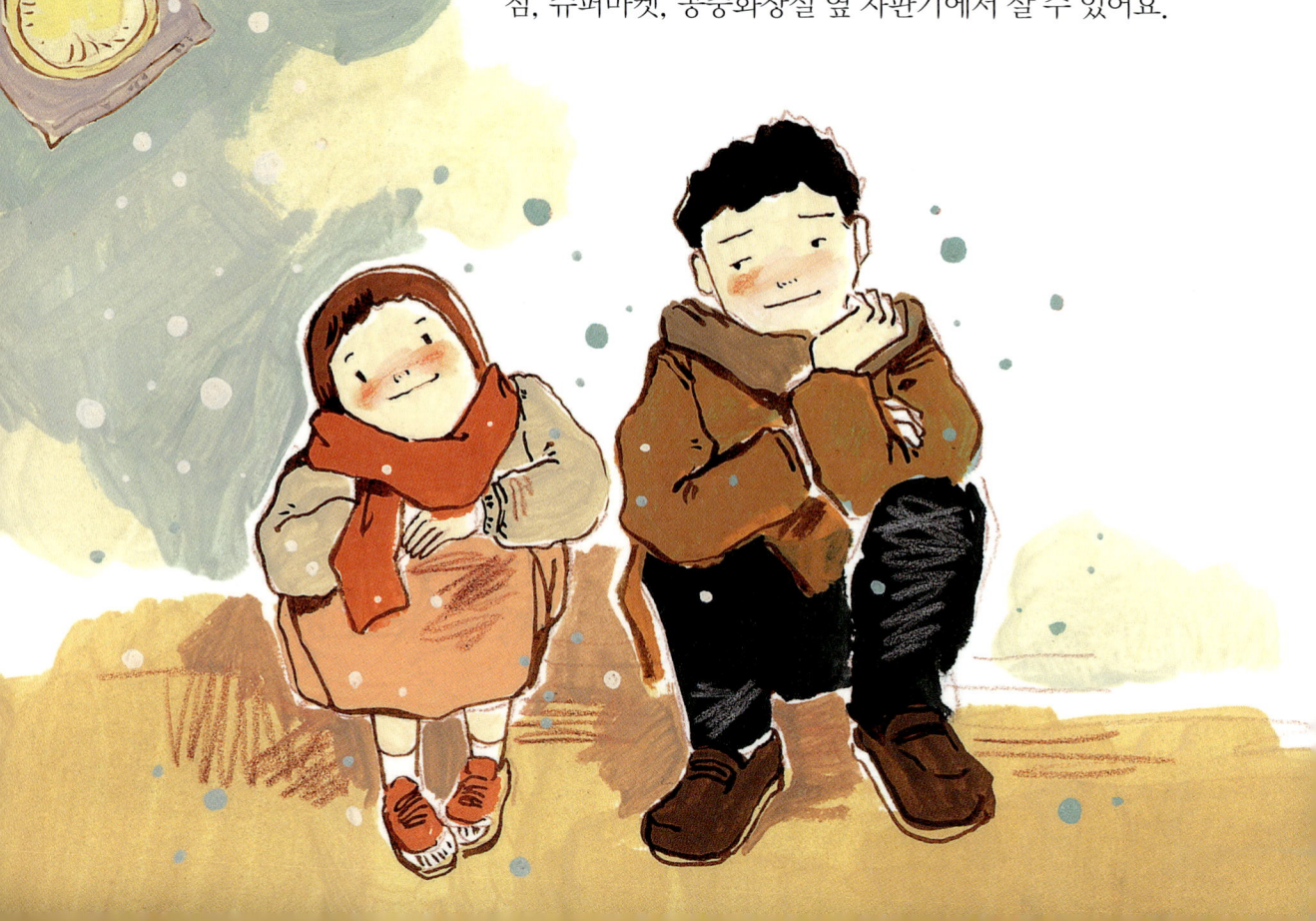

성관계를 하기 전에 준비해야 할 것들에 대해 들어 본 적이 있나요? 성관계는 사랑하는 사람과 함께 하는 즐거운 일이지만 새로운 생명이 만들어지는 일이기도 하기에 책임이 따르는 행동이에요. 아기를 키울 준비가 되어 있지 않다면 성관계를 할 때 반드시 '피임'을 해야 해요. 피임에는 여러 가지 방법이 있어요.

콘돔은 남성의 음경을 통해 나온 정자가 여성의 질 안으로 들어가는 것을 막아 주는 역할을 해요. 약국이나 편의점, 슈퍼마켓, 공중화장실 옆 자판기에서 살 수 있어요.

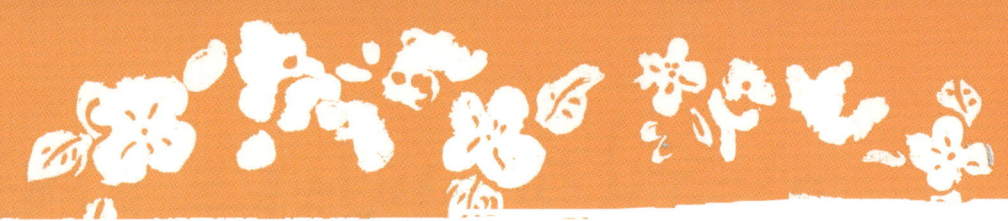

　콘돔은 구하기 쉽고, 사용법이 간단하고, 몸에 해롭지 않기 때문에 많은 사람들이 선택하는 방법이에요. 또 제대로 사용한다면 피임 효과가 가장 높지요.
　여성은 피임을 위해 경구용 피임약을 복용하기도 해요. 경구용 피임약은 매달 난자가 나오는 것을 막고, 자궁막을 얇게 하여 난자와 정자가 만나지 못하게 하지요.
　피임약 중에는 응급 피임약도 있어요. 콘돔을 사용하다가 찢어졌거나, 성폭력 피해를 입었을 때와 같이 꼭 필요할 때 의사의 처방을 받아 구할 수 있어요. 이 약은 성관계를 한 후 72시간 내에 먹어야 해요.
　어떤 여성들은 배란 주기를 통해서 임신을 조절하는 자연 주기법으로 피임을 해요. 하지만 배란 주기가 매우 규칙적이고 배란 시기를 정확히 알 수 있어야 하기 때문에 실패할 확률이 높아요. 월경이 불규칙한 여성인 경우에는 이 방법을 사용할 수 없지요. 또 배란 시기는 심리적, 신체적인 영향으로 변할 수 있기 때문에 배란일을 정확하게 알 수 없는 경우가 많아 자연 주기법만으로 피임하기는 어렵답니다.

아름답게 이별하는 방법

하루에도 수많은 사람들이 만남과 헤어짐을 반복해요. 하지만 사랑하는 감정을 가지고 연애를 하다가 이별하는 일은 일상적인 헤어짐과는 다르겠지요? 사랑하는 사람과의 이별은 내가 원해서 하기도 하지만, 상대방이 원하기 때문에 어쩔 수 없이 하게 되기도 해요.

사람들은 이별하는 이유나 과정에 따라 다양한 감정을 갖게 돼요. 보통 이별을 하면 아픔과 슬픔, 속상함, 우울함, 그리고 쓸쓸함과 외로움 등을 느낀다고 해요. 반대로 시원함과 홀가분함 같은 감정을 느끼기도 하지요. 이런 감정들은 새로운 계획을 세우는 계기가 되기도 한답니다.

연애를 잘하는 것만큼이나 이별을 잘하는 것도 중요해요.

그중 가장 중요한 것은 상대방과 헤어진 후에 서로 인신 공격을 하거나 비난하지 않는 것이에요. 또 이별의 원인을 상대의 탓으로만 돌려서도 안 돼요. 좋은 시간을 함께 보낸 만큼 서로에게 좋은 기억으로 남을 수 있도록 말이에요.

내가 이별을 말해야 하는 입장이라면 왜 헤어지기를 원하는지 분명하게 이야기해야 해요. 또 문자나

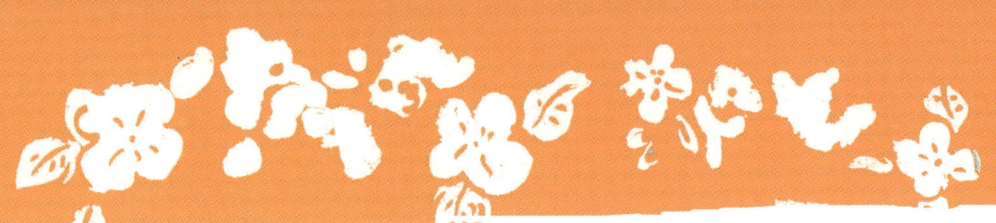

  채팅으로 이야기하는 것보다 직접 만나서 이야기하는 것이 좋아요. 얼굴을 보지 않고 글자로 이별을 전하는 것은 오해가 생길 수 있고, 상대방의 감정을 더 많이 상하게 할 수 있기 때문이에요.

  만나서 이야기할 때는 조용하고 편안하게 이야기할 수 있는 곳에서 만나는 것이 좋아요. 또 중요한 시험이나 생일 등을 앞두고 이야기하는 것은 상대를 더욱 힘들게 하는 것이니 조금 미루는 배려도 필요하겠지요?

  이별을 하면 슬프고 힘이 들어요. 밥도 잘 먹지 못하고 하던 일에 집중도 안 되고, 갑자기 눈물이 흐르기도 하지요. 그럴 때는 헤어진 친구를 떠오르게 하는 물건이나 사진 등을 없애고, 신 나는 노래를 듣고, 친한 친구들과 시간을 보내는 것도 좋은 방법이에요.

  혹시 주위에 이별을 한 친구가 힘들어 한다면 친구의 잘잘못을 따지기보다는 이야기를 잘 들어 주고 위로해 주는 것이 좋아요. 내가 이별을 했을 때 그런 친구가 곁에 있기를 바라듯이 말이에요.

  무엇보다도 이별 후에 밥을 먹지 않거나, 꼼짝 않고 누워 있기만 해서는 안돼요. 자신을 소중히 여길 줄 아는 사람이 되세요.

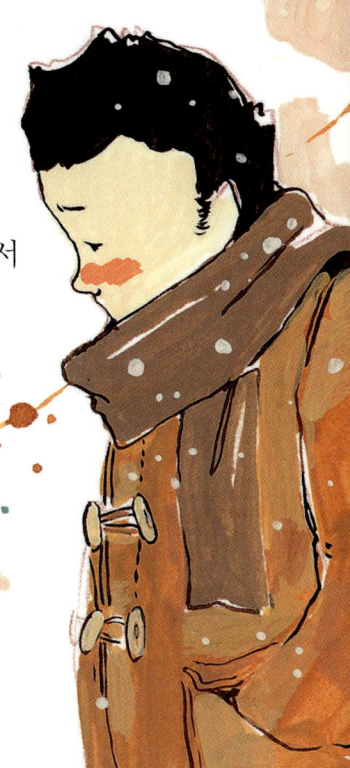

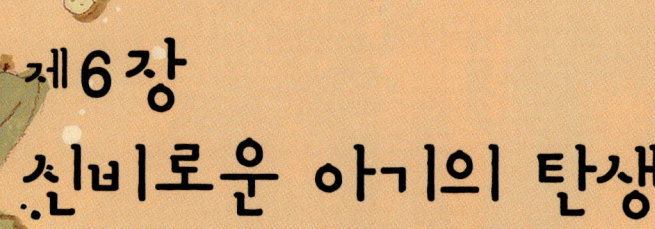

제6장
신비로운 아기의 탄생

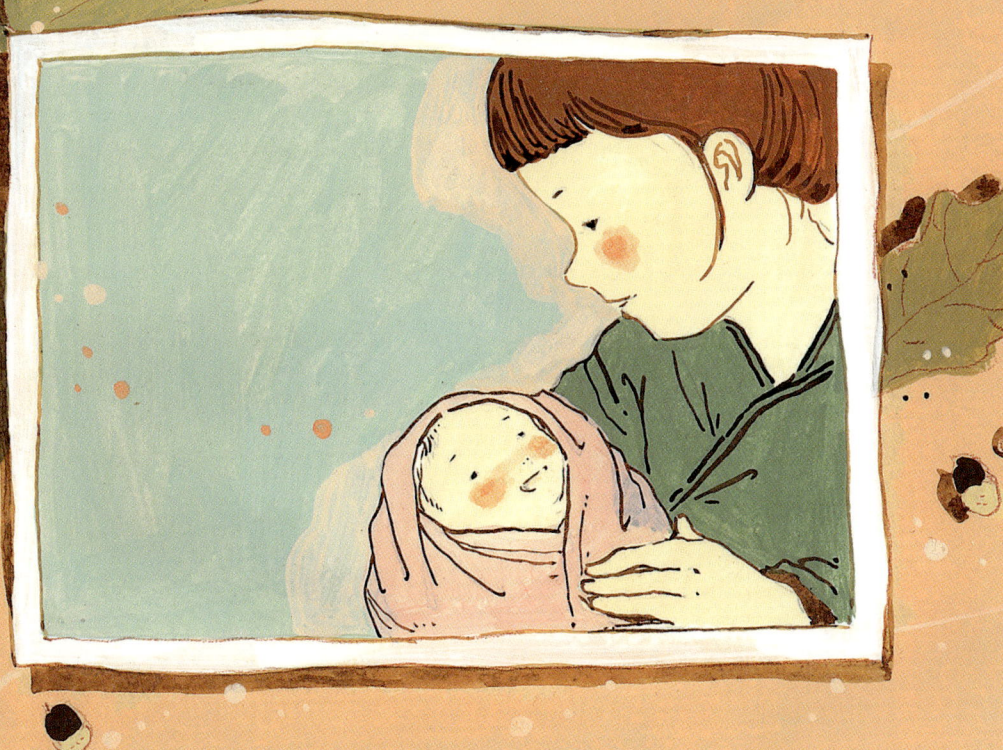

"아기는 어떻게 생겨요?"
어린아이들이 엄마에게 자주하는 질문이에요.
여러분도 엄마에게 같은 질문을 한 기억이 있을 거예요.
그때는 너무 어려서 알지 못했던, 생명의 탄생의 신비로운 비밀을 함께 알아볼까요?

아기는 어떻게 생겨요?

어린아이들이 어른에게 가장 많이 물어보는 질문 중 하나가 "아기는 어떻게 생겨요?"라고 해요.

여러분은 내가 어떻게 태어났는지 알고 있나요?

사랑하는 남녀가 성관계를 하면 남자의 음경과 여자의 질이 만나게 돼요. 이때 남자의 음경에서는 정액이 나오는데, 정액 안에는 정자가 들어 있어요.

정자는 질을 통해 여자의 몸속으로 들어가 자궁, 나팔관을 따라서 이동해요. 그리고 정자가 여자의 난소에서 배란된 난자와 만나면 수정이 되어 수정란이 만들어지지요.

음경에서 나온 정액에는 3억 마리 정도의 정자가 있어요. 하지만 이 많은 정자 중 난자까지 이동하는 정자는 불과 200마리 정도예요. 난자는 200마리의 정자 중 한 개의 정자만을 끌어당겨 수정을 하게 돼요.

정자와 난자가 만나서 수정된 수정란은 여러 날 동안 자궁으로 이동하면서 세포 분열을 하고 자궁내벽에 붙게 되는데, 이를 '착상'이라고 하지요.

임신이 되면 엄마의 몸속에 아기를 보호하기 위한 태반이 만들어져요. 또 자궁 안에 있는 양수가 외부의 충격으로부터 아기를 보호하고 따뜻하게 해 주어 아기가 잘 자랄 수 있도록 도와준답니다. 태아는 착상이 된 후 약 9개월간 엄마의 자궁 속에서 자라요.

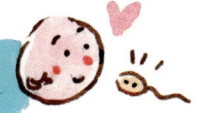

정자와 난자의 사랑, 그리고 임신

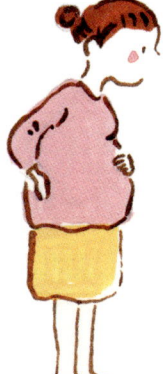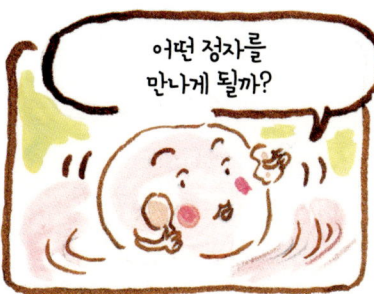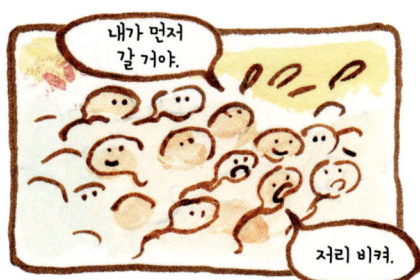

정자들이 난자를 만나기 위해 경쟁을 해요.

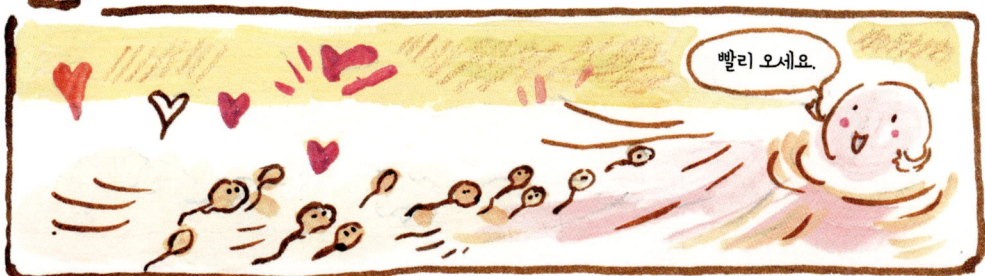

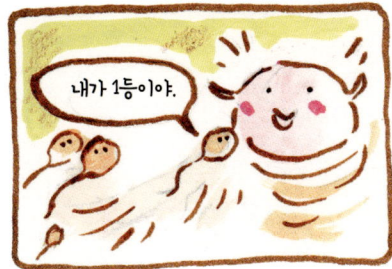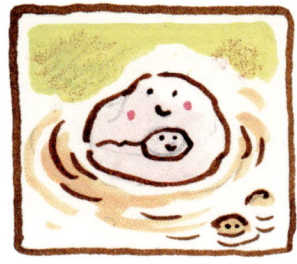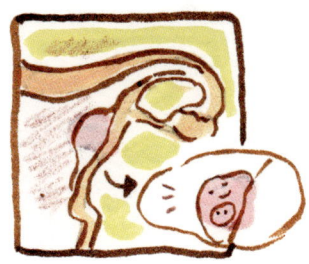

정자가 난자와 만나 수정을 하면 임신이 돼요.

수정 후 세포 분열로 인해 둘로 나뉘면 일란성 쌍둥이,

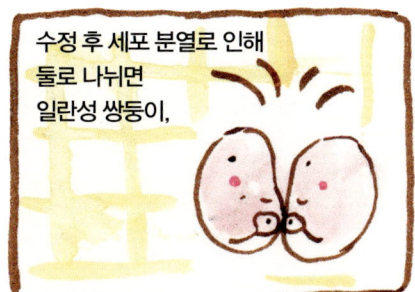

두 개의 난자가 두 개의 정자를 만나면 이란성 쌍둥이가 된답니다.

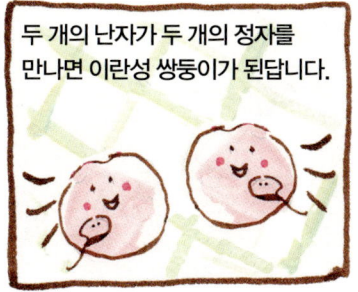

임신을 하면 병원에서 초음파를 통해 배 속의 아기를 볼 수 있고 심장 소리도 들을 수 있어요. 또 임신 후 약 11주 이후에는 태아의 성별을 알 수 있는데, 최근에는 임신 초기에도 산모의 혈액으로 태아의 성별을 확인할 수 있지요.

태아는 엄마가 섭취한 음식을 통해 영양소를 섭취해요. 그리고 엄마의 목소리뿐만 아니라 엄마 주변의 여러 가지 소리를 들을 수 있어요. 그래서 많은 예비 엄마들은 태교를 통해 태아의 발달과 심리 상태가 좋아지도록 노력한답니다.

〈태아의 성장 과정〉

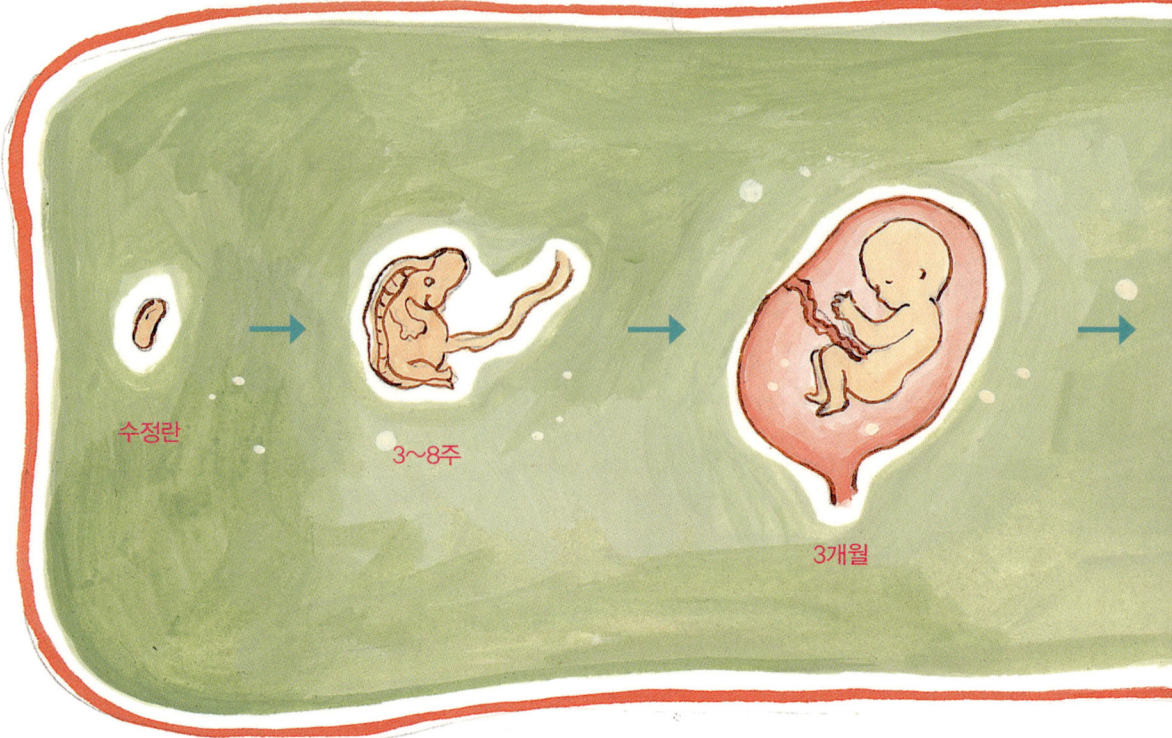

그럼 쌍둥이는 어떻게 생기는 걸까요? 정자와 난자가 수정이 된 후 세포 분열을 할 때 하나의 수정체가 둘로 나뉠 수 있어요. 이런 경우에는 유전자가 서로 같아 생김새와 성별이 같은 일란성 쌍둥이가 태어나요.

하지만 두 개의 난자가 두 개의 정자를 만나 각각 수정이 되면 이란성 쌍둥이가 태어나요. 이란성 쌍둥이는 유전자가 다르기 때문에 생김새가 다르고, 성별도 다를 수 있어요.

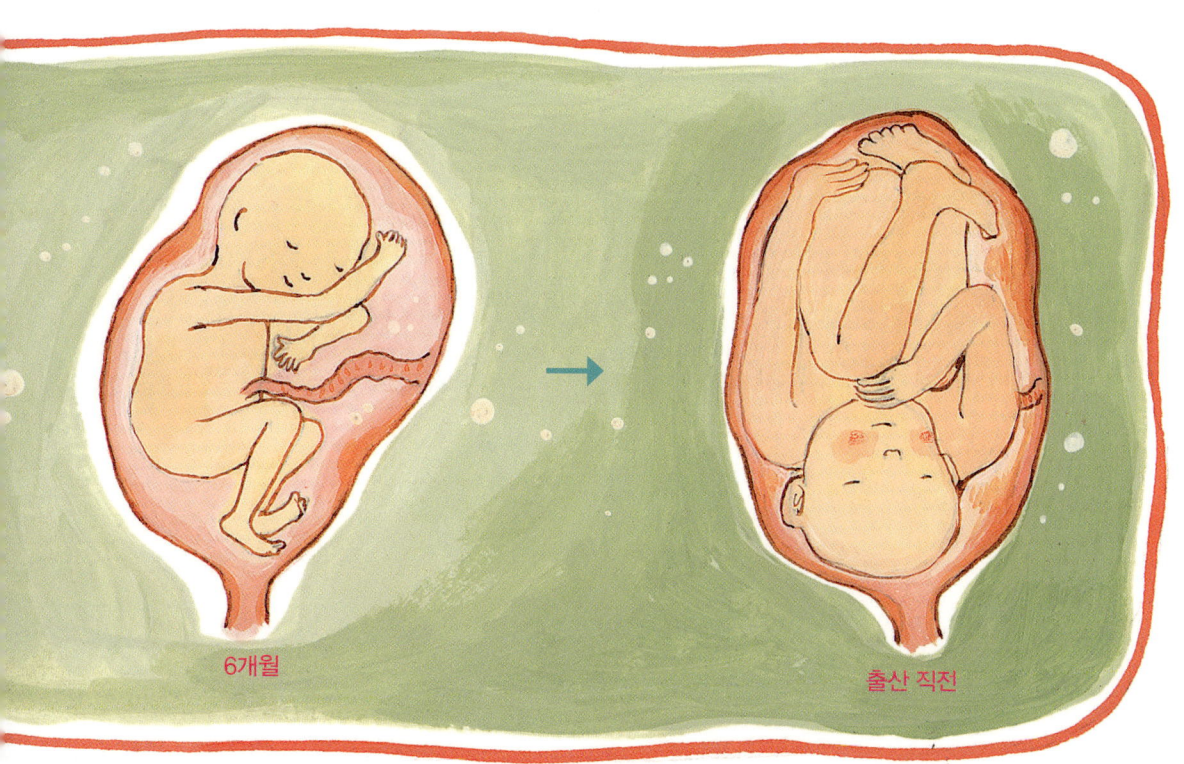

6개월 → 출산 직전

임신한 건 어떻게 알 수 있나요?

우리 몸은 임신을 하게 되면 여러 가지 신호를 통해 임신 사실을 알려 줘요.

가장 먼저 임신했음을 알려 주는 것은 월경이에요. 임신이 되면 월경을 하지 않거든요. 배란이 된 난자가 정자를 만나지 못하면 임신을 대비하여 두꺼워진 자궁내벽의 영양분이 떨어져 몸 밖으로 나오는 것이 월경이라고 했지요? 임신을 하면 이 자궁내벽의 영양분이 수정란을 보호해 주는 역할을 하기 때문에 떨어지지 않고 그대로 있어요. 그래서 월경을 하지 않으면 가장 먼저 임신을 떠올리는 것이지요.

임신의 또다른 증상은 입덧이에요. 가끔 드라마에서 여자가 밥을 먹다가 화장실로 뛰어가 구역질을 하는 장면을 본 적이 있을 거예요. 바로 입덧을 하는 거예요. 임신 초기에 하는 입덧은 전체 임신부의 70~85%정도에게 나타나지요.

임신을 하게 되면 냄새에 민감해져서 입덧을 해요. 보통 임신 9주 정도에 시작되어 임신 11~13주에 가장 심해지며, 대부분 14~16주면 사라지지요. 하지만 20~22주 이후까지 지속되는 경우도 있어요.

어떤 사람들은 임신 중에도 입덧을 하지 않고, 평소보다 식욕이 더 좋아져서 이것저것 먹고 싶은

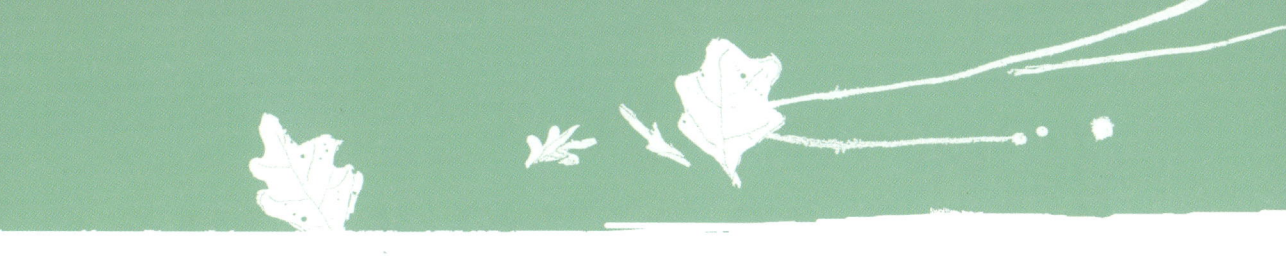

음식이 생기기도 해요.

임신을 하면 배가 아프기도 하고, 월경은 아니지만 질에서 소량의 피가 나오는 경우도 있어요. 이것을 착상혈이라고 해요. 이 또한 사람마다 차이가 있어 모든 사람이 착상혈을 보게 되는 것은 아니랍니다.

그 밖에도 속이 메스껍고 머리가 어지럽기도 해요. 또 열이 나거나 감정 기복이 심해지기도 하지요.

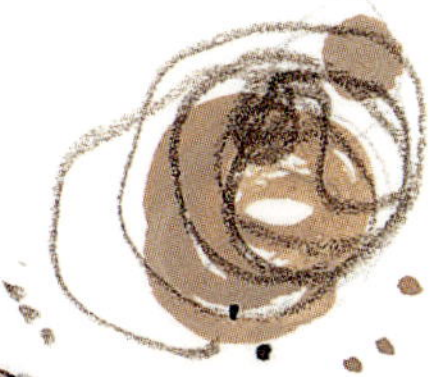

사람마다 임신에 따른 증상이 다르기 때문에 임신이 의심된다면 산부인과를 방문하여 확인해 보는 것이 가장 좋아요.

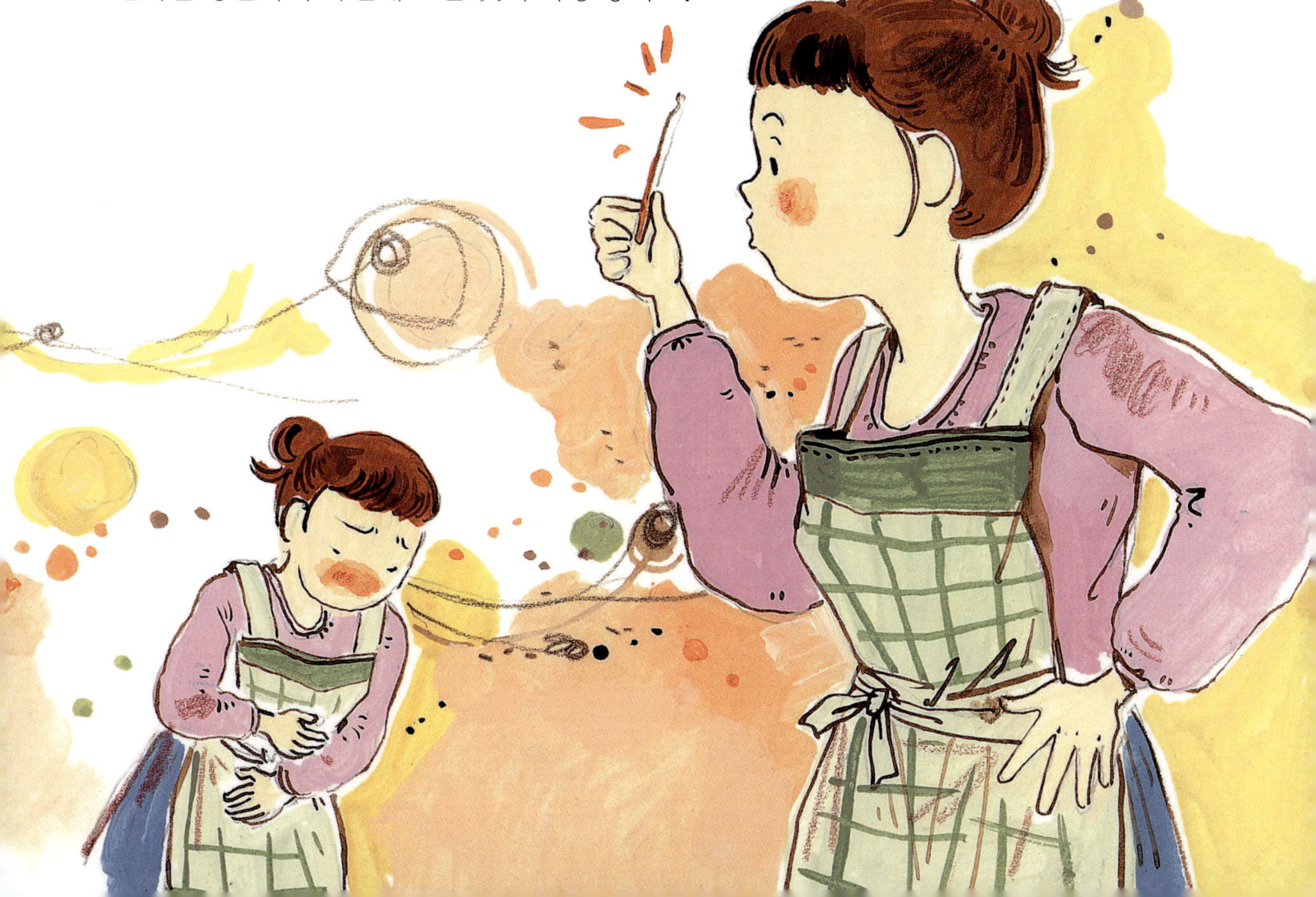

병원에 가지 않아도 임신을 확인할 수 있나요?

병원에 가지 않고도 집에서 임신 여부를 확인할 수 있는 방법이 있어요. 바로 임신 테스트기를 사용하는 것이지요. 임신 테스트기는 약국에서 구입할 수 있기 때문에 집에서 쉽고 간단하게 사용이 가능해요.

임신 테스트기는 소변으로 몸에 있는 호르몬을 검사하여 임신 여부를 확인하는 도구예요. 마지막 성관계 이후 2주가 지나야 임신과 관련된 호르몬 검출이 가능하기 때문에 2주가 지난 후에 검사를 해야 정확한 결과를 알 수 있어요. 호르몬 수치가 높은 아침 첫 소변으로 검사하는 것이 가장 좋답니다.

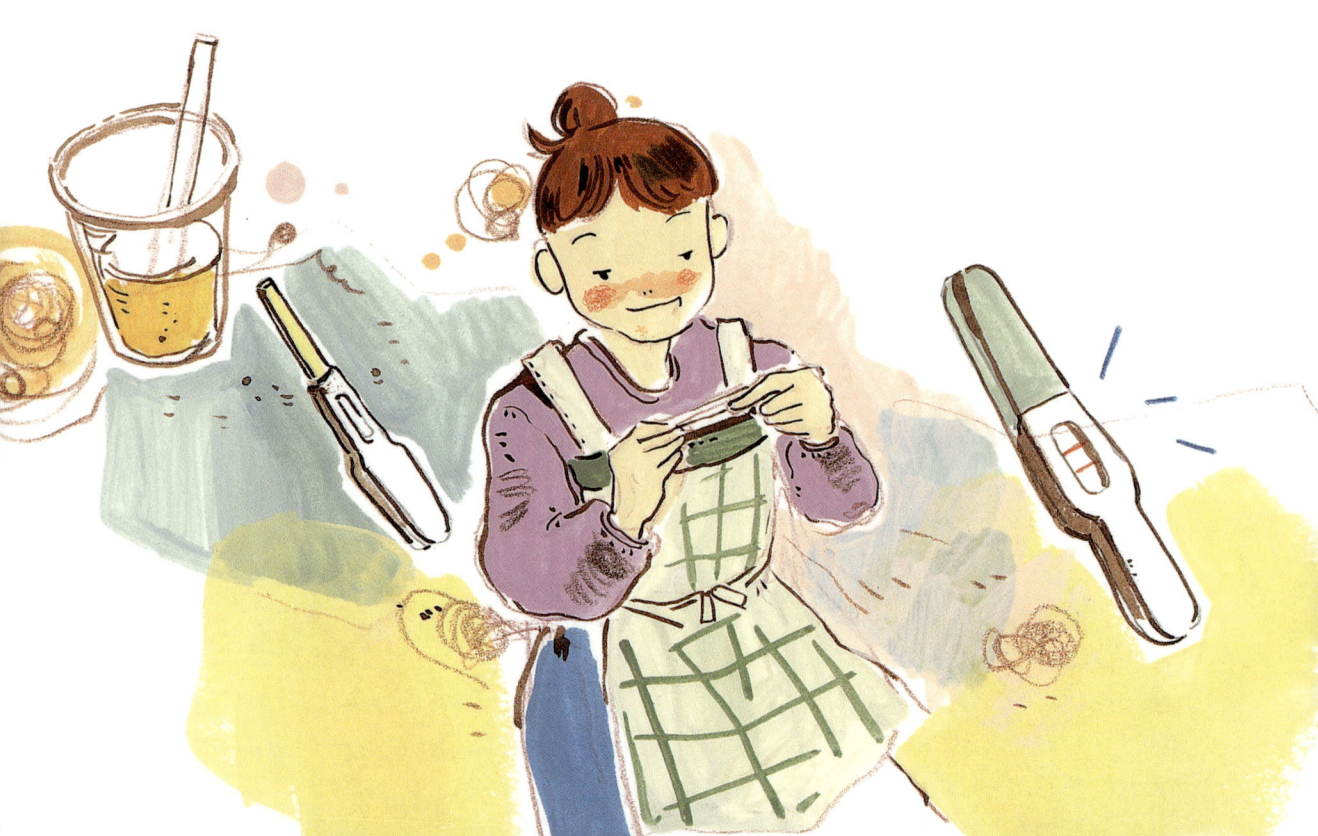

임신 테스트기는 소변을 보는 도중 뚜껑을 열어 흡수 막대 부분에 3초 이상 소변을 묻혀 사용해요. 깨끗이 소독한 용기에 소변을 담아 흡수 막대를 3초 이상 담그는 방법도 있지요. 임신 테스트기와 함께 들어 있는 설명서에 자세하게 설명이 되어 있으니 잘 읽어 보고 사용하는 것이 좋아요.

이렇게 흡수 막대에 소변이 묻으면 임신 테스트기에 한 줄 또는 두 줄의 빨간색 선이 나타나요. 한 줄이 나타나면 임신이 아니고, 두 줄이 나타나면 임신을 한 거예요. 가끔 희미하게 두 줄일 경우가 있는데, 이는 임신일 가능성이 높기 때문에 병원에 가서 진찰을 받아 보는 것이 좋아요.

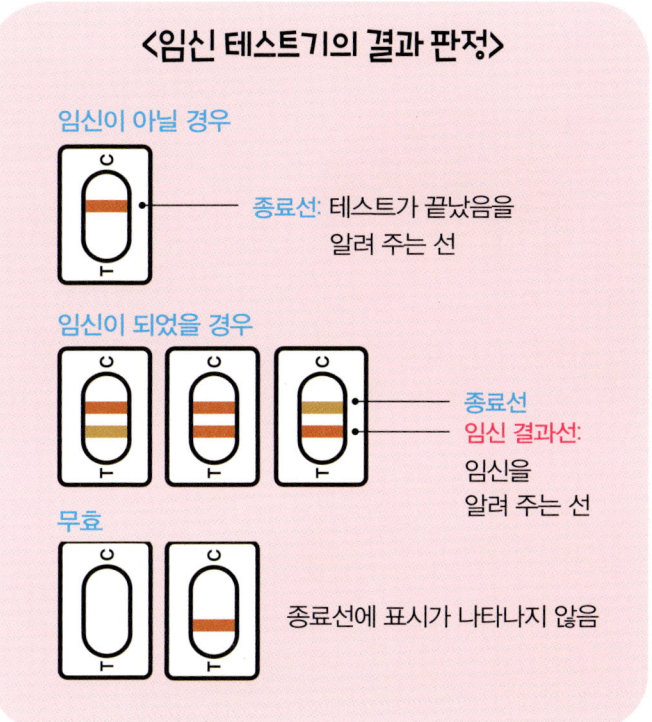

임신이 잘못됐대요

'자궁 외 임신'이란 말을 들어 본 적 있나요?

자궁 외 임신이란 정자와 난자가 만난 수정란이 자궁에 착상되지 않고, 나팔관이나 난소, 자궁의 입구인 자궁경부 등에 착상되는 임신을 말해요.

자궁 외 임신은 주로 나팔관이 손상되어 생겨요. 자궁 외 임신을 하게 되면 질에서 피가 나오고 아랫배가 심하게 아파요. 어지럼증이나 현기증을 경험하고, 목이나 어깨가 아프기도 하지요.

자궁 외 임신을 한 사실을 모른 채 태아가 점점 자라게 되면 수정란이 잘못 착상된 곳이 터져 버릴 수 있어요. 그러면 한꺼번에 많은 피를 쏟게 되어 임신부가 위험해지지요. 그러므로 자궁 외 임신을 한 경우에는 수술을 통해 유산을 한답니다.

우리나라에서는 수술을 통한 유산은 소중한 생명을 없애는 일이므로 법으로 금지하고 있어요. 하지만 태아의 건강이 좋지 않다거나 태아로 인해 산모가 위험해지는 경우에는 허가를 하고 있답니다.

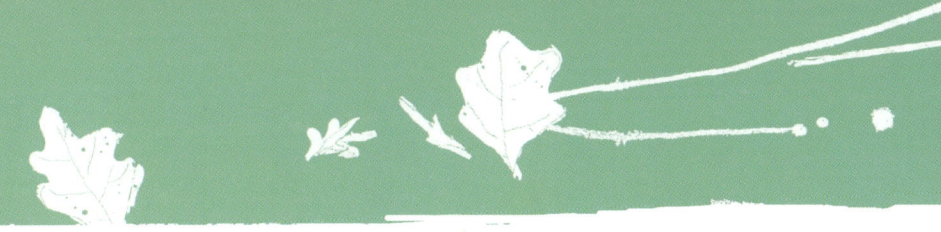

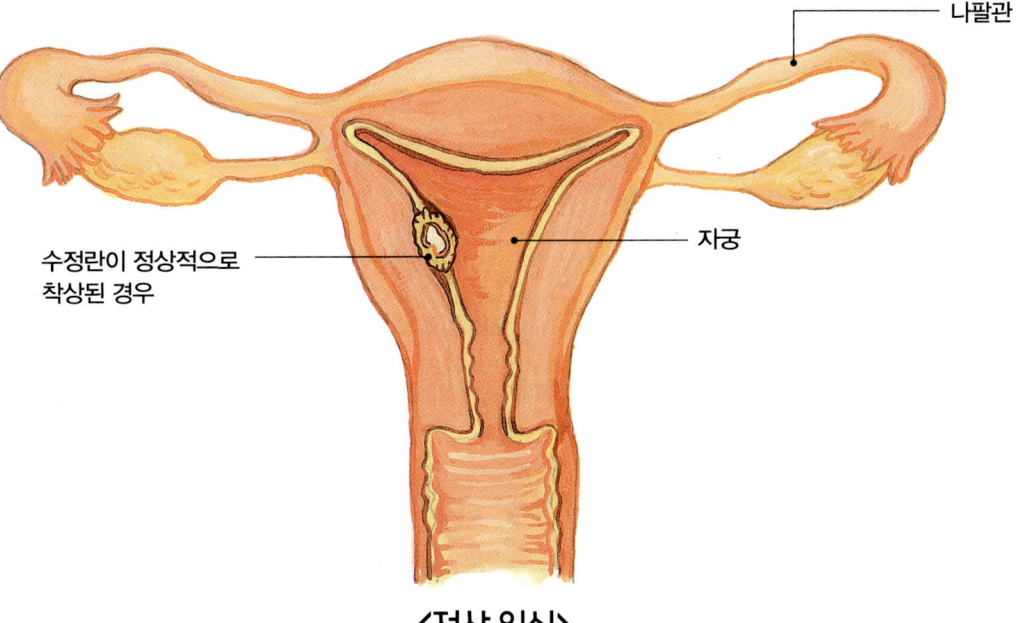

<정상 임신>

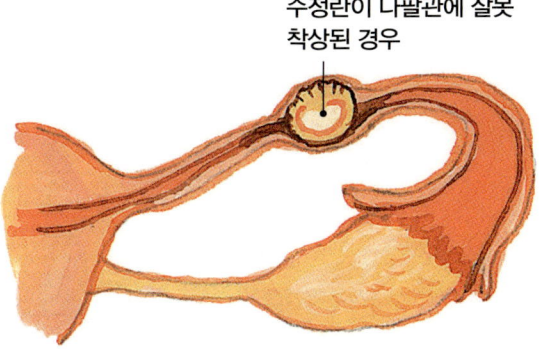

<자궁 외 임신>

인공 임신 중절 수술이 뭐예요?

여러분은 '낙태'라는 말을 들어 본 적이 있나요? 낙태란 원치 않는 임신을 했을 때 배 속의 태아를 없애는 것을 말해요. 이를 다른 말로 인공 임신 중절 수술이라고 하지요.

인공 임신 중절 수술은 임신 12주 이내에 하는 것이 좋아요. 그 후에도 가능하지만, 임신 개월 수가 많을수록 수술 후 생길 수 있는 병들이 많아져 산모의 건강에 좋지 않기 때문이에요.

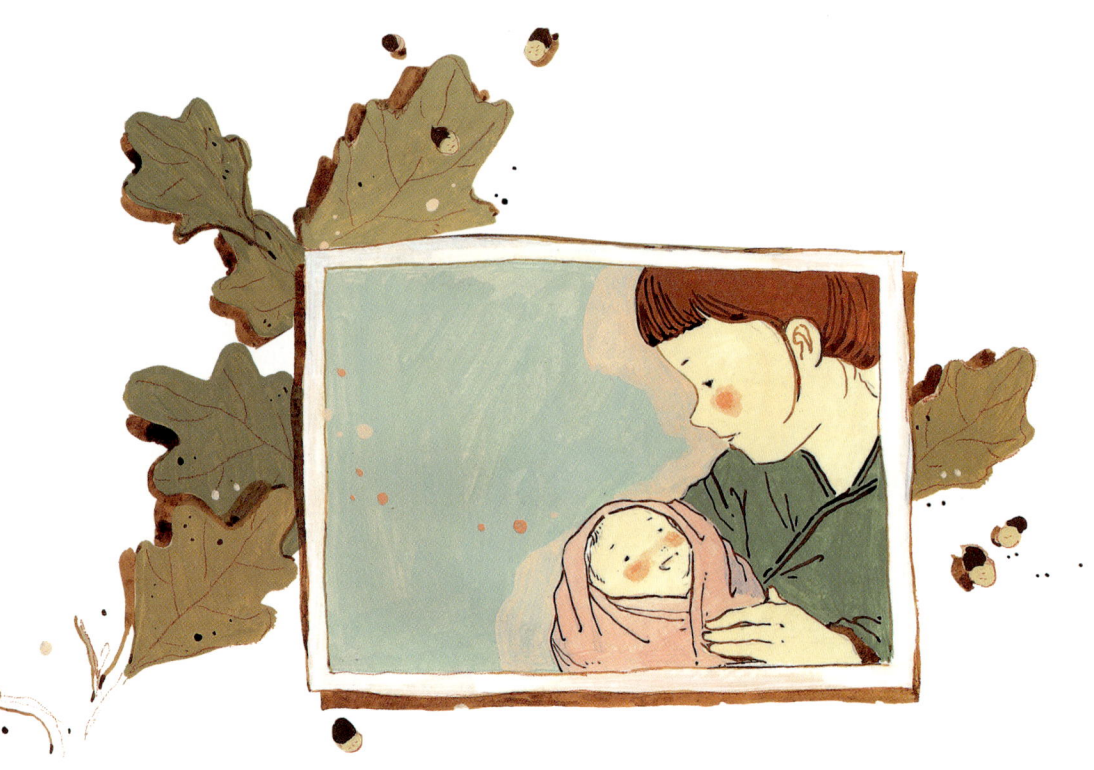

인공 임신 중절 수술은 출산한 것과 마찬가지로 여성의 몸에 무리가 가요. 그래서 수술을 하게 되면 출산한 것과 같이 몸조리를 잘해야 해요. 충분한 휴식과 심리적 안정을 취해야 하지요.

인공 임신 중절 수술을 하고 나서 아이를 죽였다는 죄책감으로 힘들어 하는 사람들이 많아요. 또 인공 임신 중절 수술의 후유증으로 이후 임신이 잘 되지 않거나 잦은 유산을 경험하는 사람들도 있지요. 그러니 임신을 원하지 않을 때는 여성의 건강을 위해서 피임이 꼭 필요하겠지요? 원치 않는 임신은 여성의 몸을 병들게 한답니다.

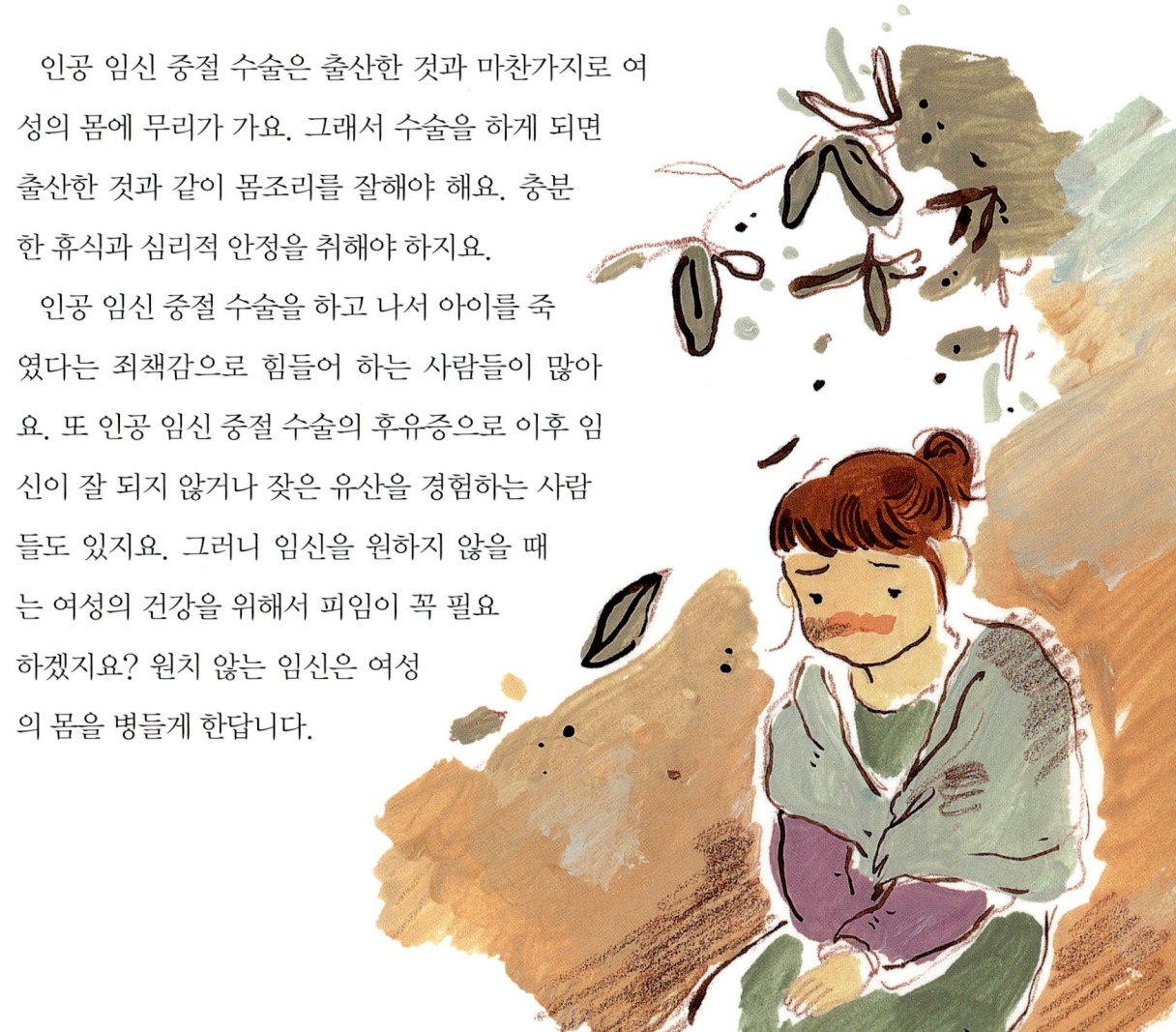

불임? 난임? 유산?

결혼한 부부가 피임을 하지 않고 성관계를 갖는 경우 1년 이내에 임신이 될 확률이 80~90%라고 해요. 만약 1년이 넘도록 자연적으로 임신이 되지 않으면 산부인과에 가서 불임, 또는 난임 검사를 해 보는 것이 좋아요.

불임과 난임이 뭐냐고요? 불임은 임신을 할 수 없는 정확한 이유가 있어 임신이 되지 않는 것이고, 난임은 생물학적으로 임신이 가능한 상태임에도 불구하고 임신이 되지 않는 경우를 말해요.

임신을 원하는 부부들은 아이가 생기지 않으면 많은 스트레스를 받는다고 해요. 하지만 스트레스는 배란 장애와 나팔관 및 자궁 경련의 원인이 될 수 있기 때문에 불임과 난임의 원인이 되지요. 그러므로 불임과 난임을 겪는 부부들은 스트레스를 받지 않고 편안한 마음을 갖도록 해야 해요.

유산은 엄마의 배 속에 있던 아기가 태어나기 전에 죽는 것을 말해요. 유산의 80% 이상은 임신 12주 이내에 발생해요. 유산을 하게 되는 가장 큰 원인은 염색체 이상이에요. 그 밖에 음주, 흡연, 많은 양의 카페인, 환경 독소가 원인이 되어 유산이 될 수도 있지요. 선천적으로 자궁이 일반적인 모양과 다를 때도 쉽게 유산이 될 수 있으니 조심해야 해요.

임신부는 배 속의 태아를 위해 항상 몸을 소중히 하고, 주위 사람들도 임신부를 배려해 줘야 해요. 하지만 초기 임신부는 배가 나오지 않아 임신을 했는지 한눈에 알아보기가 어려워요. 버스나 지하철의 임산부 배려석에 앉을 때 눈치가 보이고, 자리를 양보 받기도 힘들지요.

그래서 나온 것이 '임산부 배지'예요. 임산부 배지는 초기 임신부와 아기를 갓 낳은 산모에 대한 사회적 배려를 높이기 위해 보건복지부에서 만든 표시이지요. 여러분도 지하철이나 버스에서 이 배지를 달고 있는 사람을 보면 얼른 자리를 양보해 주도록 해요.

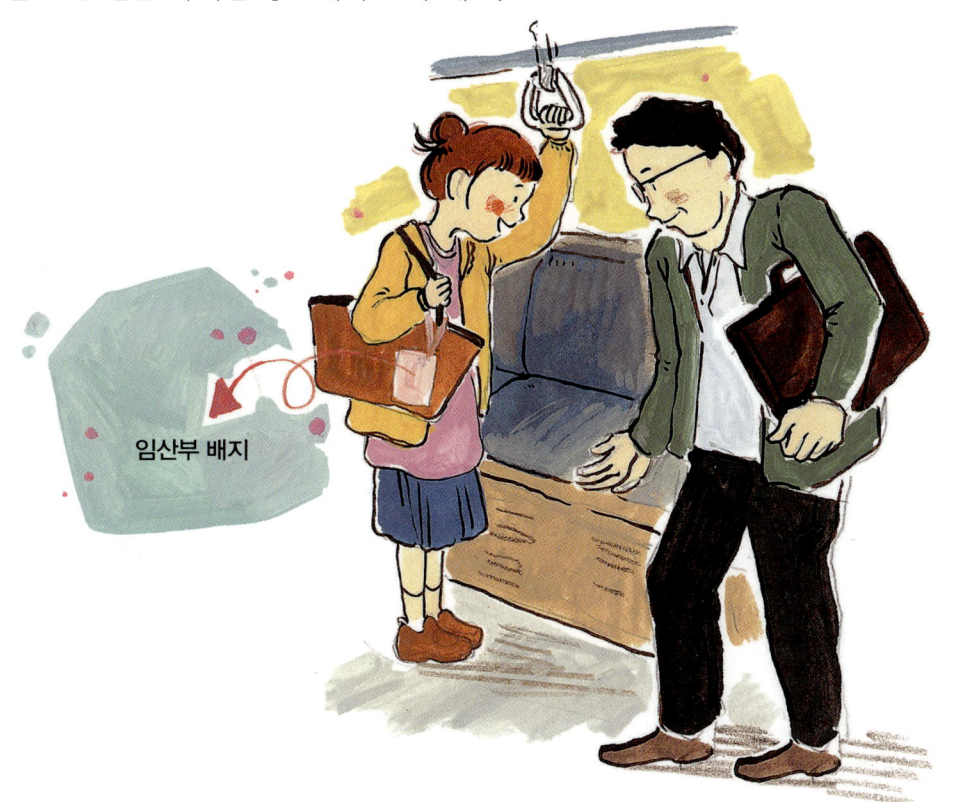

임산부 배지

아기는 어떻게 태어나요?

엄마 배 속의 아기는 착상이 된 후 약 9개월간 자궁에서 자라 세상으로 나와요. 이를 출산이라고 해요.

출산을 할 때가 되면 배가 아파 와요. 이때 느끼는 진통은 자궁이 수축하기 때문에 나타나는 현상이에요. 처음에는 불규칙적으로 약하게 느껴지다가 점차 규칙적으로 강하게 느끼게 되지요. 진통하는 시간과 아픔을 느끼는 정도는 사람마다 달라요.

진통이 시작되면 호르몬의 작용으로 자궁의 입구가 열리고 양막이 찢어지면서 양수가 나와요. 이때부터 본격적인 분만이 시작되는 것이지요.

아기를 낳는 방법은 크게 자연 분만과 제왕절개로 나뉘어요.

자연 분만은 엄마의 산도를 통해 태아가 머리부터 나오는 것이에요. 아기는 세상 밖으로 나오기 위해, 산모는 아기에게 세상을 보여 주기 위해 함께 노력하는 자연 분만 과정은 아기에게 좋은 영향을 미친다고 해요.

자연 분만에도 여러 가지 종류가 있어요.

무통 분만은 산모에게 마취제를 놓아 출산 시 고통을 덜 느끼도록 하는 분만법이에요. 출산의 고통을 줄일 수 있어서 많은 산모들이 선호하지요.

수중 분만은 물속에서 아기를 낳는 것으로, 물속의 온도와 환경이 양수와 비슷하여 아기가 태어나면서 편안함을 느낀다고 해요.

그 밖에도 라마즈 분만법이 있어요. 이는 자연 분만 때 일어나는 진통을 심리 요법을 통해 최소화하는 분만으로, 산모의 고통은 줄이고 출산은 빠르게 진행시키는 방법이에요.

자연 분만을 하면 분만 후 산모가 건강을 회복하는 속도가 빨라요. 출산 후 2시간이 지나면 음식물을 먹을 수 있고 대소변을 보는 데도 전혀 문제가 없어요. 또 자연 분만은 감염의 위험이 적어 제왕절개보다 합병증을 일으킬 확률이 적지요.

자연 분만은 출산 시에 겪는 자극이 아기의 뇌에 활력을 주어 뇌기능 발달에도 도움이 돼요. 또 출산 직후부터 모유 수유가 가능하기 때문에 아이의 면역력이 높아진답니다.

제왕절개는 자연 분만이 어려울 때, 수술을 통해 아기를 낳는 방법이에요. 태아의 머리가 아래로 향하고 있지 않거나 몸무게가 너무 많이 나가는 거대아인 경우, 산모의 건강이 좋지 않은 경우에 선택하지요. 미리 날짜를 정해서 수술을 하기도 하고, 자연 분만을 하다가 위급한 상황이 되어 하기도 해요.

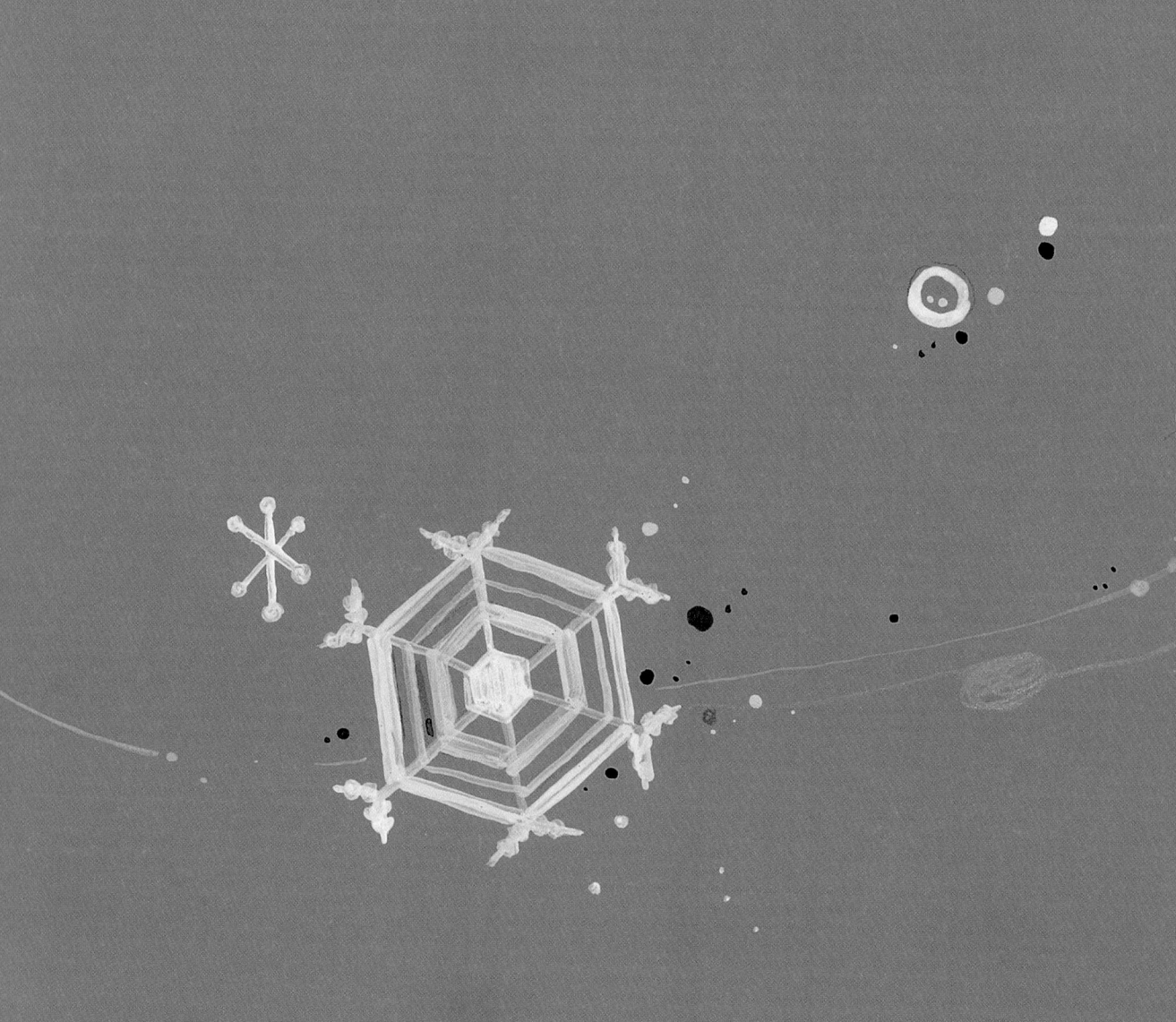

제7장
성에 대한 호기심과 음란물

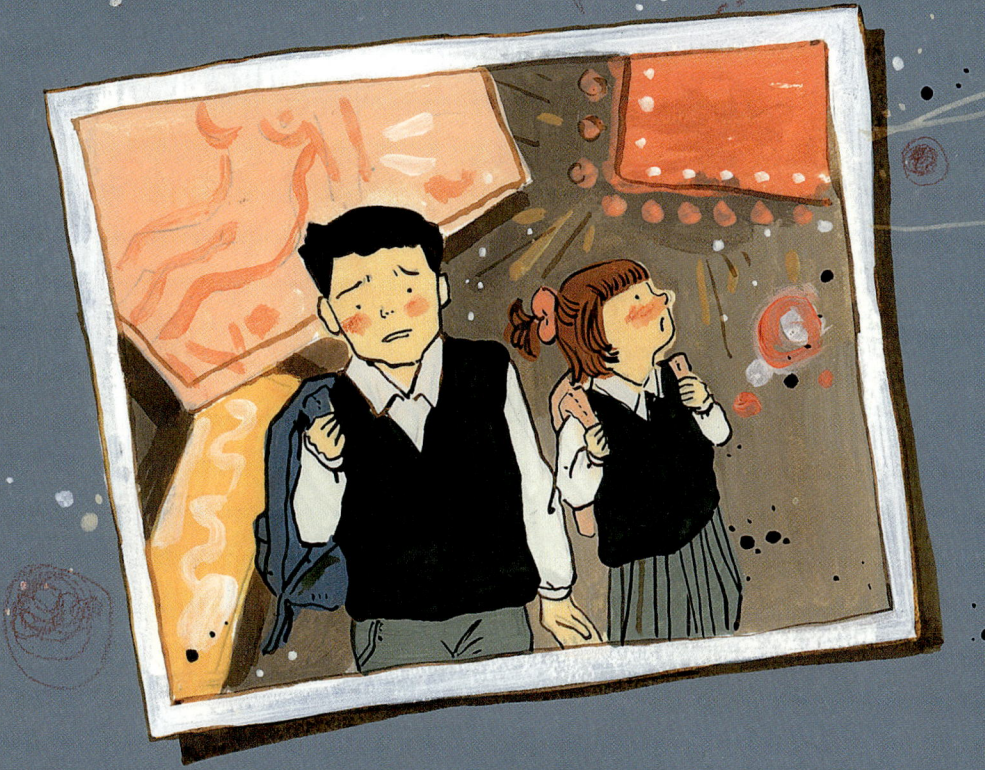

많은 사람들이 사춘기에 음란물을 처음 접한다고 해요.
사춘기가 되면 성에 대한 호기심이 커지기 때문일 거예요.
그렇다면 음란물을 보는 것은 무조건 나쁘고 잘못된 일일까요?
음란물에 대한 궁금증을 함께 해결해 봐요.

음란물을 보면 안 되나요?

음란물이란 돈을 벌기 위한 목적으로 성기와 성행위만을 강조하여 그것을 읽거나 보는 사람이 성적으로 흥분하게 만드는 글, 사진, 영화, 만화, 잡지 등을 말해요. 음란물은 돈을 벌기 위해 만들었기 때문에 자극적이며 비정상적인 장면이 많이 나와요. 보통 사람들의 일반적인 성생활과는 다른 점이 많지요. 또 일방적이고 폭력적이기도 해요.

많은 친구들이 사춘기에 처음으로 음란물을 보게 된다고 해요.

사람들이 음란물을 보는 이유에는 여러 가지가 있어요. 성에 대한 호기심 때문에 보기도 하고 스트레스를 해소하기 위해 보기도 하지요. 어떤 친구들은 습관적으로 음란물을 보기도 해요.

그렇다면 음란물을 보는 사람들은 모두 이상한 사람일까요?

음란물을 보는 것이 큰 잘못은 아니에요. 간혹 성관련 범죄자들 중에 음란물을 많이 봤다는 사람들도 있긴 하지만 음란물을 본다고 다 이상한

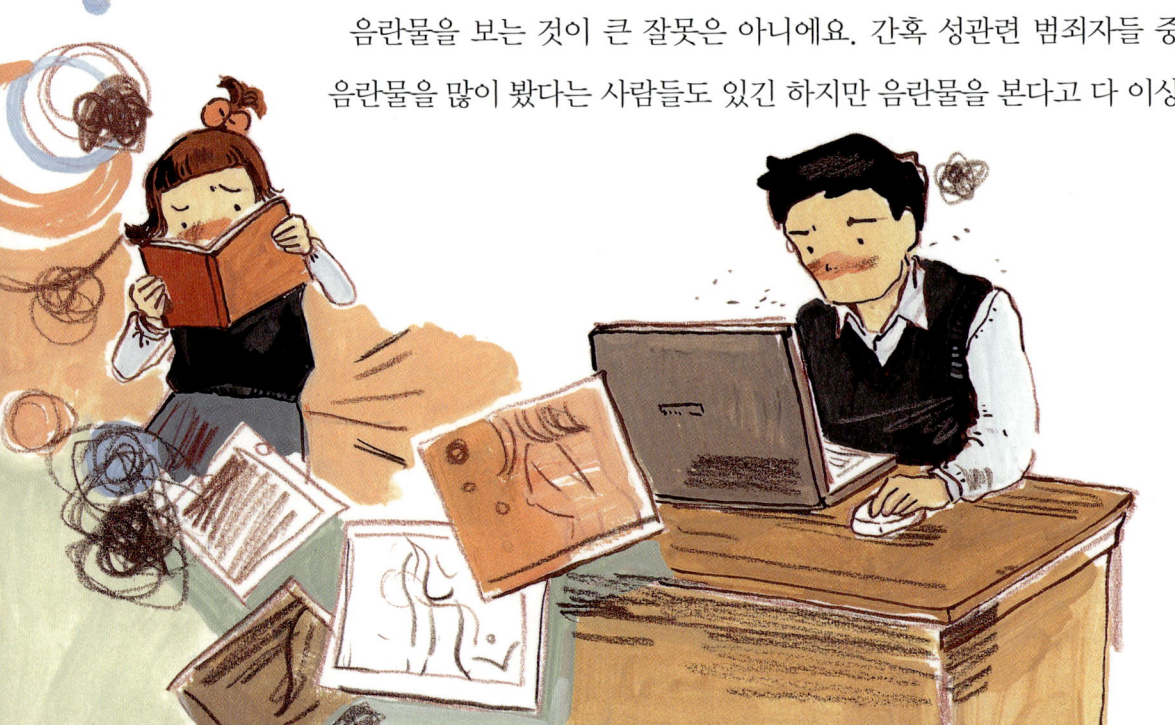

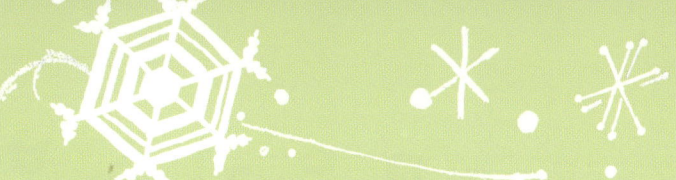

사람은 아니랍니다. 그리고 음란물을 봤다고 모두 성범죄자가 되는 것도 아니지요.

그런데 왜 어른들은 음란물을 보지 못하게 하는 걸까요? 그것은 음란물을 보는 행동 자체가 잘못된 것이 아니라 음란물의 내용 때문이에요. 예를 들면 음란물 속의 남자와 여자는 서로를 존중하고 배려하며 사랑을 나누는 성관계가 아닌, 자극과 흥분을 위한 성관계를 해요. 남자들의 일방적인 행동에 여자들이 과장된 소리와 몸짓으로 좋아하는 모습을 보여주기도 하지요.

어린 나이에 이런 음란물을 접하게 되면 정신적인 충격을 받게 되어 심한 죄책감과 수치심을 느끼게 돼요. 또 잘못된 성 가치관을 가지게 되기도 하지요.

음란물을 볼 때는 음란물이 상업적인 목적으로 성적 자극을 위해 과장되게 꾸며진 내용이라는 사실을 인지하고 있어야 해요. 그리고 음란물을 보는 일에 너무 집중해서 일상생활에 영향을 미치지 않도록 해야 한답니다.

혹시 음란물을 보고 난 후 그 장면이 계속 떠올라 일상생활에 어려움을 느낀다면, 주변의 어른이나 성상담 기관에 도움을 요청해 보세요.

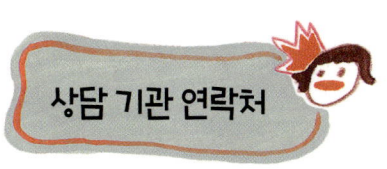

● 아하! 서울시립청소년성문화센터
www.ahacenter.kr / 02-2677-9220

음란물을 자주 보면 어떻게 되나요?

성범죄자는 "음란물에 중독이 된 사람이다.", "컴퓨터에 음란물을 많이 소유하고 있다."라는 등의 이야기가 있어요. 그렇다면 정말 음란물을 많이 보면 성범죄자가 되는 걸까요? 미국 유타 대학교의 임상 심리학 교수, 빅터 클라인 박사는 음란물 사용자에 관한 폭넓은 연구를 했어요. 그는 음란물에 대한 반응을 4단계로 설명했어요.

음란물에 대한 반응 4단계

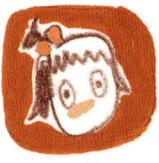
1단계 중독 단계: 우연한 계기로 음란물을 접하게 된 후, 스스로 반복해서 음란물을 찾는다.

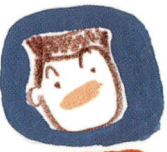
2단계 상승 단계: 음란물을 상습적으로 접하는 사람은 성적 자극에 대한 기대치가 점점 높아지기 때문에 더욱 강력하고 자극적인 것을 원하게 된다. 음란물을 보며 간접적으로 즐기는 것이 더 이상 마음에 차지 않게 될 때, 직접 체험하고자 하는 욕망을 품는다.

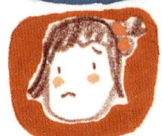
3단계 불감증 단계: 음란물을 보면 볼수록 처음에 느꼈던 강한 자극이 사라지고, 엄청난 충격과 스릴, 도덕적 죄의식 등이 지극히 일상적이고 당연한 것이 된다.

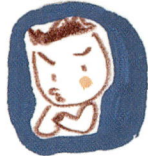
4단계 성적 행동 단계: 음란물에서 보았던 장면들을 직접 해 보고 싶은 욕망이 커져서 실제로 행동에 옮기게 된다.

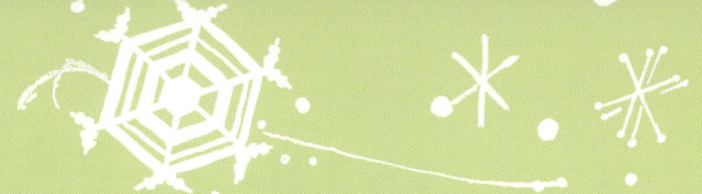

　이 연구 결과를 살펴보면 음란물을 많이 보는 사람이 성범죄자가 될 확률이 높다는 결론이 나와요. 하지만 음란물을 보는 모든 사람들이 성범죄자가 되는 것은 아니에요.

　음란물을 볼 때는 스스로 자신의 성욕구를 조절할 수 있는 능력을 가져야 해요. 내가 나의 성욕구를 조절할 수 있다면 음란물로 인한 충동적인 성범죄 행동을 저지르지 않을 테니까요.

　음란물을 보고 싶은 생각이 든다면, '나 스스로 조절할 수 있는가?'라는 생각을 먼저 해봐야 해요. 이것은 음란물뿐만 아니라 컴퓨터 게임이나 텔레비전 시청 같은 행동을 조절하는 것과도 관련이 있어요. '음란물을 보면 안 되는데.'라고 하면서도 자꾸 보게 되고, 조절할 수 없게 된다면 중독 단계가 돼요. 그리고 그 이후로도 계속 많은 양의 음란물을 접하게 되면 성적 행동 단계까지 가게 된답니다. 그렇기 때문에 초기 단계에서 스스로 조절하려는 의지를 강하게 가져야 해요.

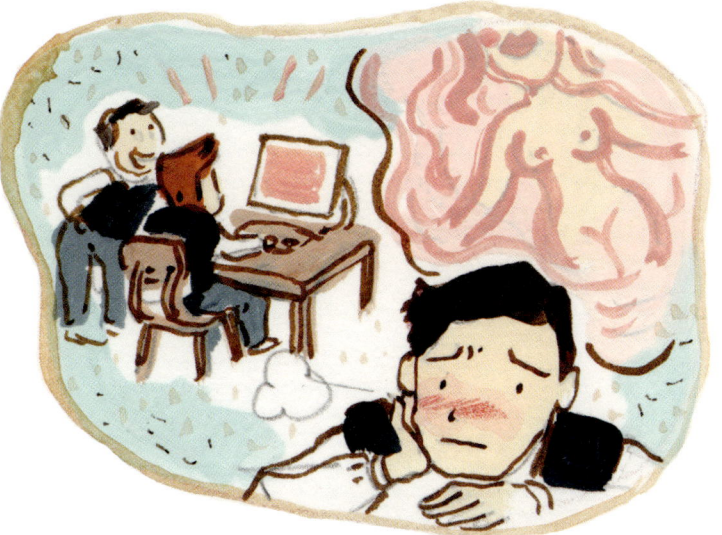

알몸 사진을 주고받으면 안 되나요?

어떤 친구들은 그냥 장난으로, 혹은 호기심으로 SNS를 통해 서로의 알몸 사진을 교환해요. 때로는 상대방에게 벗은 몸을 찍어 보내달라고 강요하기도 하고, 친구가 모르는 사이에 그 친구의 신체 일부를 찍어 여러 명이 돌려 보기도 하지요. 심지어 이러한 사진들을 저장하기도 한다고 해요.

이런 일들은 사소한 장난 같지만 알고 보면 상당히 위험한 행동이에요. 청소년은 법적으로 미성년자에 해당되기 때문이에요. 아동이나 청소년을 대상으로 한 음란물은 매우 심각한 범죄이지요. 미성년자의 알몸 사진, 영상 등을 갖고 있는 것은 아동·청소년 음란물 사

아동·청소년 음란물 사범 처벌 기준

- 아동·청소년 음란물을 제작·배포한 경우
- 아동·청소년 음란물 제작을 위해 아동, 청소년에게 알선 행위를 한 경우
- 아동·청소년 음란물을 대량으로 유포한 경우
- 아동·청소년 음란물 제작·배포자 중 동종 전과자가 다시 제작·배포를 한 경우
- 온라인 서비스 제공자가 기술적 보호 조치 없이 대량의 음란물을 게시한 경우
- 가학적인 성범죄 음란물을 다량으로 유포한 경우
- 타인의 신체를 촬영해 유포했을 경우
- 아동·청소년 음란물을 다운로드했을 경우

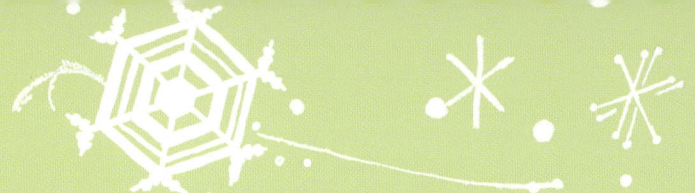

범 처벌 기준에 포함되어 처벌을 받게 돼요.

　아동과 청소년은 결코 음란물의 대상이 되어서는 안 된답니다. 그 사실을 잊지 말고 아동·청소년 음란물을 보는 일도, 보관하는 일도 없어야 겠지요?

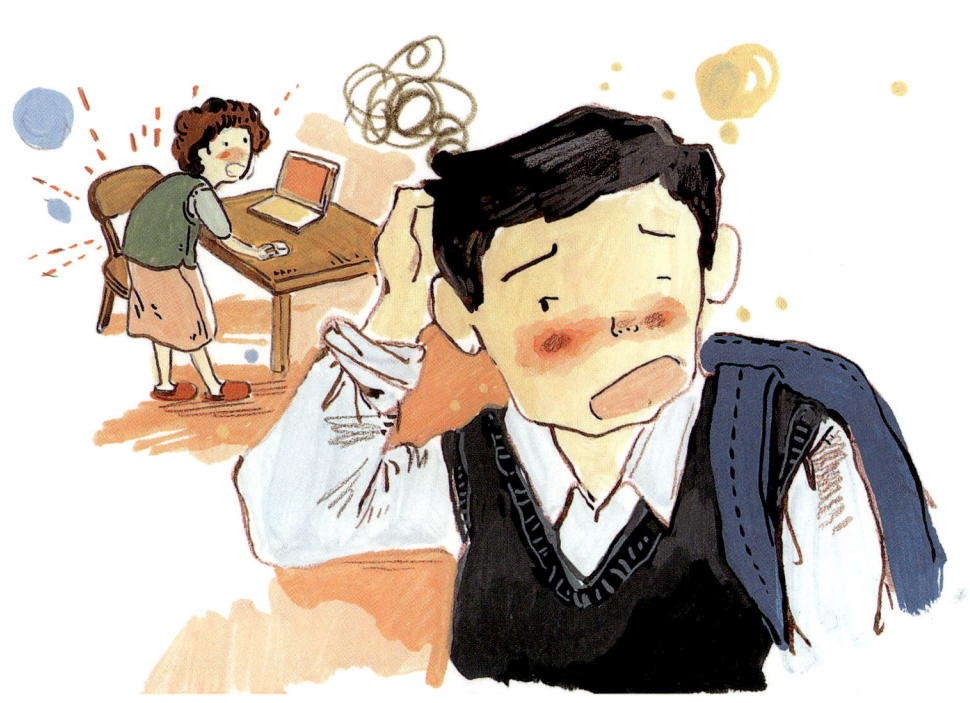

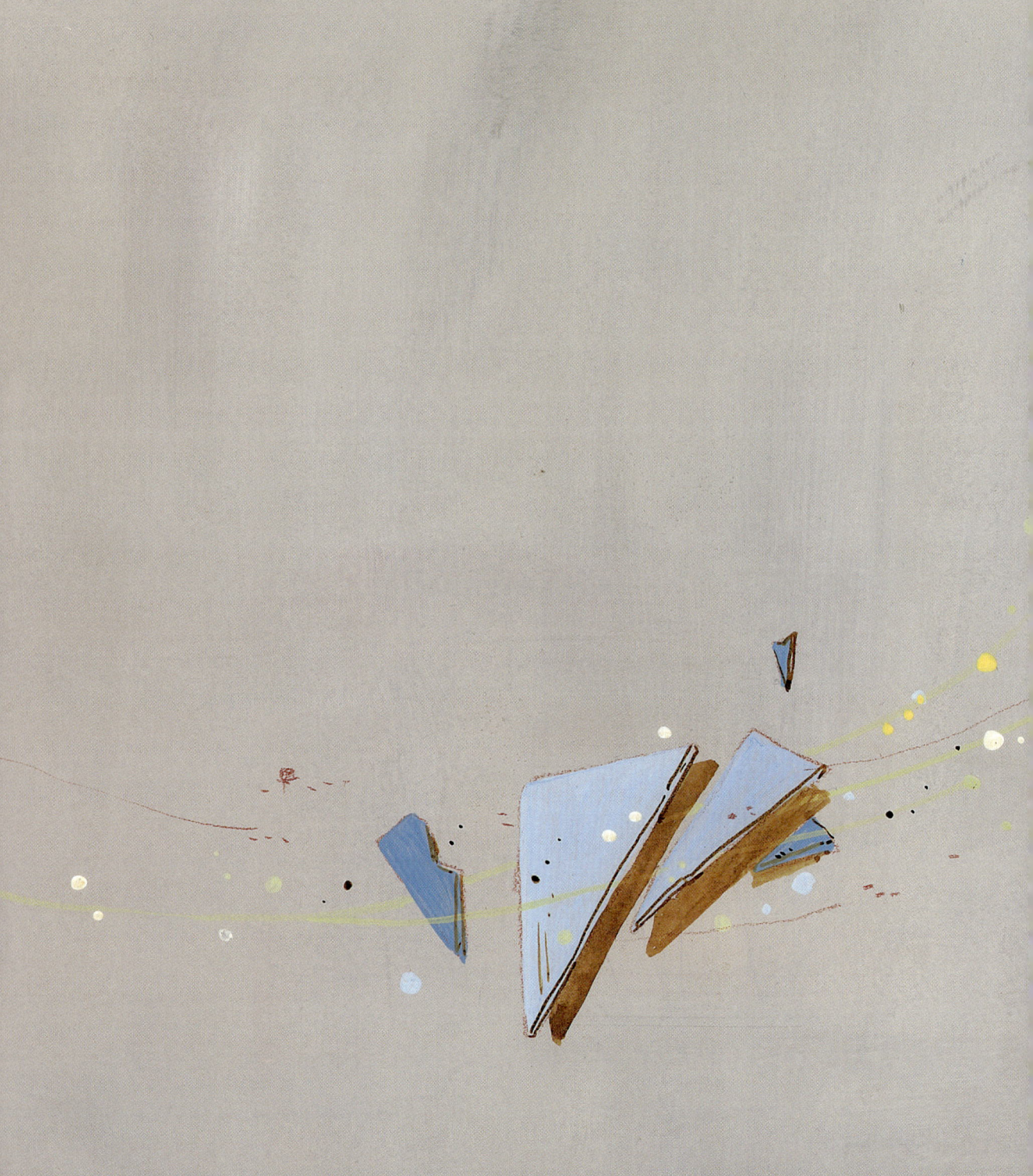

제8장
우리를 위협하는 성폭력과 성매매

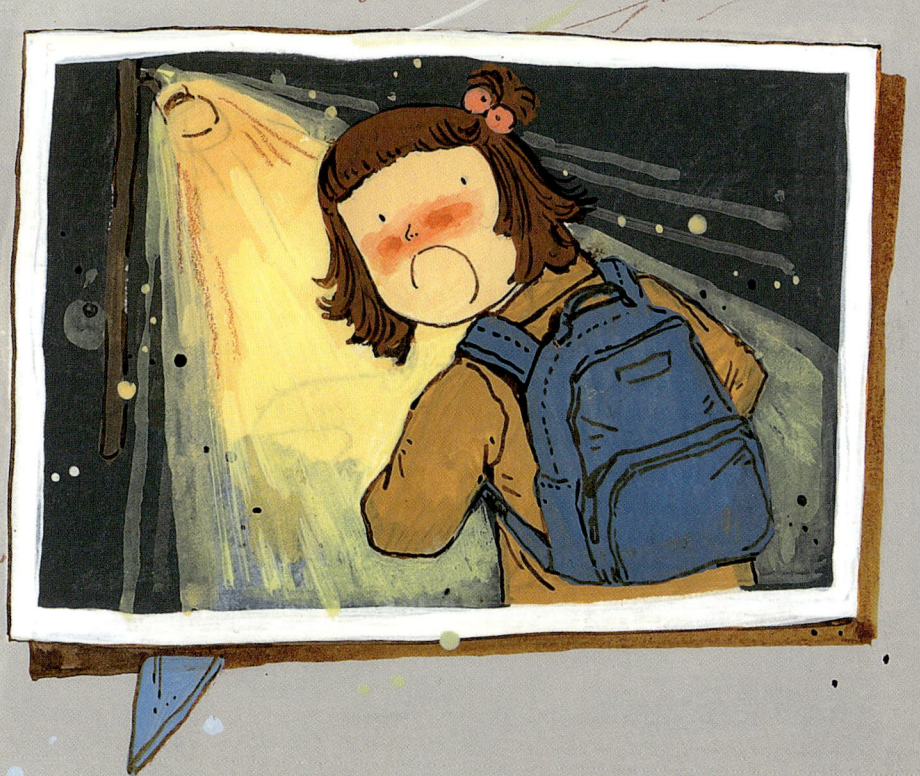

뉴스나 신문을 보면 성폭력과 성매매에 관한 기사들이 자주 나와요.
그렇다면 과연 성폭력과 성매매가 뉴스나 신문에만 나오는 일일까요?
이런 끔찍한 일이 발생하기 전에 이에 관해 관심을 가지는 것이
성폭력과 성매매를 예방하는 가장 좋은 방법이랍니다.

성폭력은 나빠요

요즘 뉴스나 신문을 보면 성폭력에 대한 기사가 자주 나와요. 그래서 많은 사람들이 성폭력에 대해 두려움을 갖기도 하고 분노를 느끼기도 하지요.

성폭력이란 일방적인 성행동으로 인해 다른 사람에게 피해를 주는 것을 말해요. 성폭력은 매우 일방적이고 폭력적이지요. 성폭력을 판단할 때는 상대방이 성행동을 원했는지 원하지 않았는지가 중요한 기준이 돼요.

그럼 성폭력에 해당하는 행동에는 어떤 것들이 있을까요?

상대방이 원하지 않는데 그 사람의 신체를 만지거나, 강제적으로 성행위를 하거나, 음란한 말이나 행위로 성적 수치심을 주는 것 등이 모두 성폭력에 해당 돼요.

또한 연애를 하는 도중에 일어나는 성폭력을 데이트 성폭력이라고 해요. 서로 좋아하는 사이에서도 성폭력이 일어날 수 있다는 뜻이지요. 사귀는 사이라고 해서 내 마음대로 스킨십을 하는 것은 용납되지 않아요. 상대가 원하지 않는 스킨십은 폭력이니까요. 그러므로 스킨십을 할 때에는 꼭 상대방의 의견을 존중해 주어야 해요.

성폭력 피해를 입게 되면 혼자 힘들어 하거나 무서워하지 말고 주변에 도움을 청하는 것이 좋아요. 주변에 말하기 힘들 때에는 성관련 상담소의 도움을 받을 수도 있어요.

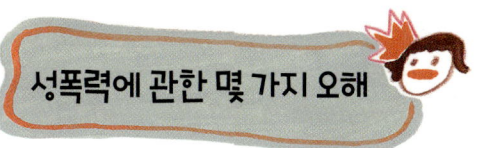

성폭력에 관한 몇 가지 오해

성폭력을 저지르는 사람은 정신이 이상한 사람이다? ➡ 아닙니다.

성폭력 가해자 중에는 정신적으로 문제가 있는 사람들도 있긴 하지만, 사회적으로 지위가 높거나 정상적인 사회생활을 하는 사람들도 있어요. 또한 대부분의 성폭력 가해자는 가족, 친구, 옆집 아저씨나 동네 오빠 등 피해자의 주변 사람들이라고 해요.

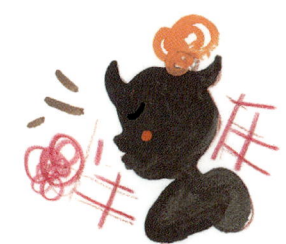

성폭력은 끝까지 저항하면 불가능하다? ➡ 아닙니다.

대부분의 성폭력 가해자들은 폭력을 행사하기도 하고 무기를 사용해서 생명을 위협하기도 해요. 상대방이 전혀 저항할 수 없도록 만드는 것이지요. 사람은 위협을 받게 되면 심리적으로 위축이 되어 생각대로 행동하거나 말하는 것이 어려워져요. 그렇기 때문에 그 자리를 벗어나야겠다는 생각을 하더라도 행동으로 옮기기는 힘들지요.

성폭력은 낯선 장소에서 일어난다? ➡ 아닙니다.

성폭력은 대부분 집, 학교, 학원, 놀이터, 직장 등 우리에게 매우 익숙한 곳에서 일어나요.

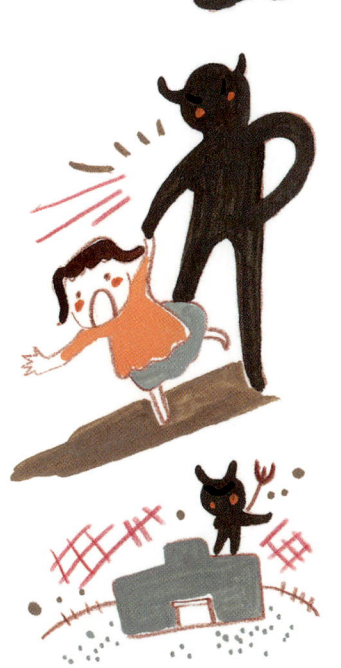

이것도 성폭력이에요?

친구들끼리 흔히 하는 장난도 성폭력이 될 수 있어요. 이를 또래 성폭력이라고 해요.

또래 성폭력의 대표적인 예는 친구의 외모를 가지고 성적으로 놀리는 것이에요. 예를 들어 "넌 가슴이 너무 커.", "네 가슴은 아스팔트에 붙은 껌 딱지 같아."라고 이야기하는 것이지요. 장난이라고 해도 이는 성폭력에 해당되는 말이므로 절대로 해서는 안 돼요.

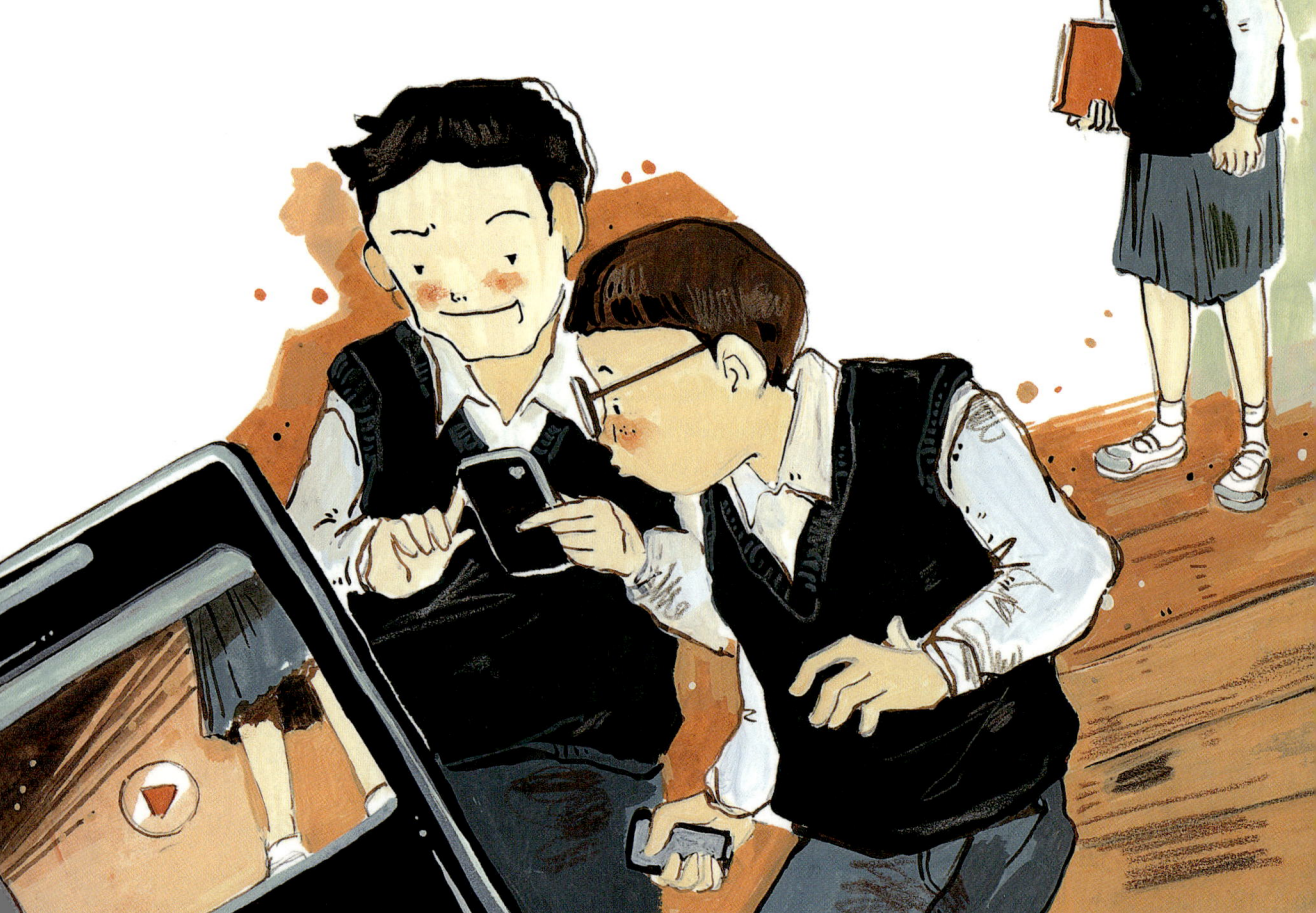

남자들이 화장실에서 소변을 볼 때 옆 친구의 성기를 보면서 "진짜 작다."라고 놀리는 것도 성폭력이에요. 그 말을 들은 친구가 불쾌감을 느끼고 수치심을 갖게 되기 때문이에요.

수련회나 생일 파티 등에서 여러 친구들이 함께 모여 게임을 할 때 성폭력이 일어나기도 해요. 당사자는 원하지 않는 스킨십을 하도록 유도하는 것이지요. 다른 사람의 강요에 의한 스킨십은 당사자들을 힘들게 하고 수치심을 줄 수 있기 때문에 게임을 할 때 성행동을 이용해서는 안 돼요.

또 요즘 스마트폰의 사용이 많아지면서 친구들끼리 음란물이나 신체 일부의 사진을 전송하는 경우가 있어요. SNS에 음란물을 올리기도 하지요. 하지만 원치 않게 음란물을 접한 친구는 기분이 상할 수 있어요. 내가 보낸 사진이나 동영상이 상대방에게 불쾌감을 주었다면 이 또한 성폭력을 가한 것이 되지요.

나의 장난이 상대방을 곤란하게 하면 안 되겠지요? 친구 사이에서도 언제나 상대방의 입장을 생각하고 배려하는 행동이 필요하답니다.

성폭력이 일어나면 어떻게 해야 해요?

성폭력은 길을 가다가 우연히 경험할 수 있는 교통사고와 같이 누구에게나 찾아올 수 있는 일이에요.

성폭력이 일어나면 너무 두렵고, 부끄럽기도 해서 아무에게도 말하지 못하고 혼자서 끙끙 앓는 경우가 많아요. 물론 다른 누군가에게 성폭력 피해에 대해 이야기하는 것은 쉬운 일이 아닐 거예요. 하지만 평소에 믿고 의지했던 어른, 친구 등 주변에 도움을 청할 수 있는 사람에게 이야기하는 것이 좋아요.

만약 주변에 도움을 청할 만한 사람이 없다면 청소년 성문화 센터나 청소년 상담 기관, 아동 보호 전문 기관, 성폭력 상담소 등에서 도움을 받을 수 있어요.

전문 기관에 연락을 하면 병원에 가서 상처 난 부위를 치료 받을 수 있는 의료 지원, 가해자를 처벌할 수 있는 법률 지원, 마음의 상처를 치료할 수 있는 상담 지원 등이 가능하답니다.

성폭력 피해를 입으면 몸을 씻거나 혼자 치료하지 말고 곧바로 병원에 가는 것이 좋아요. 옷을 갈아입거나 씻으면 성폭력 가해자를 처벌할 수 있는 증거를 찾을 수 없게 되기 때문이에요.

성폭력 피해를 입은 후 시간이 지나면 몸에 난 상처가 치료되어 다 나은 것처럼 보일 수 있어요. 하지만 마음의 상처는 시간이 지나면서 더 크고 깊게 자리 잡을 수 있답니다. 그래서 가능하면 전문 기관을 통해서 전문가의 상담을 받고 마음의 안정을 되찾는 과정이 필요하지요.

물론 상담과 치료를 받지 않더라도 가족이나 선생님 등으로부터 따뜻한 사랑을 받으면 성폭력의 피해를 서서히 극복할 수 있어요.

성폭력 피해 후 도움 받을 수 있는 기관

- 안전dream아동·여성·장애인 경찰지원센터 117
- 헬프콜청소년전화 1388
- 아하! 서울시립청소년성문화센터 02-2677-9220
- 탁틴내일 02-3141-6191
- 한국성폭력상담소 02-338-5801
- 한국여성민우회 성폭력상담소 02-335-1858
- 한국성폭력위기센터 02-883-9284
- 아동보호전문기관 129 / 1577-1391
- 대한법률구조공단 132
- 한국여성장애인연합 02-3675-4465~6

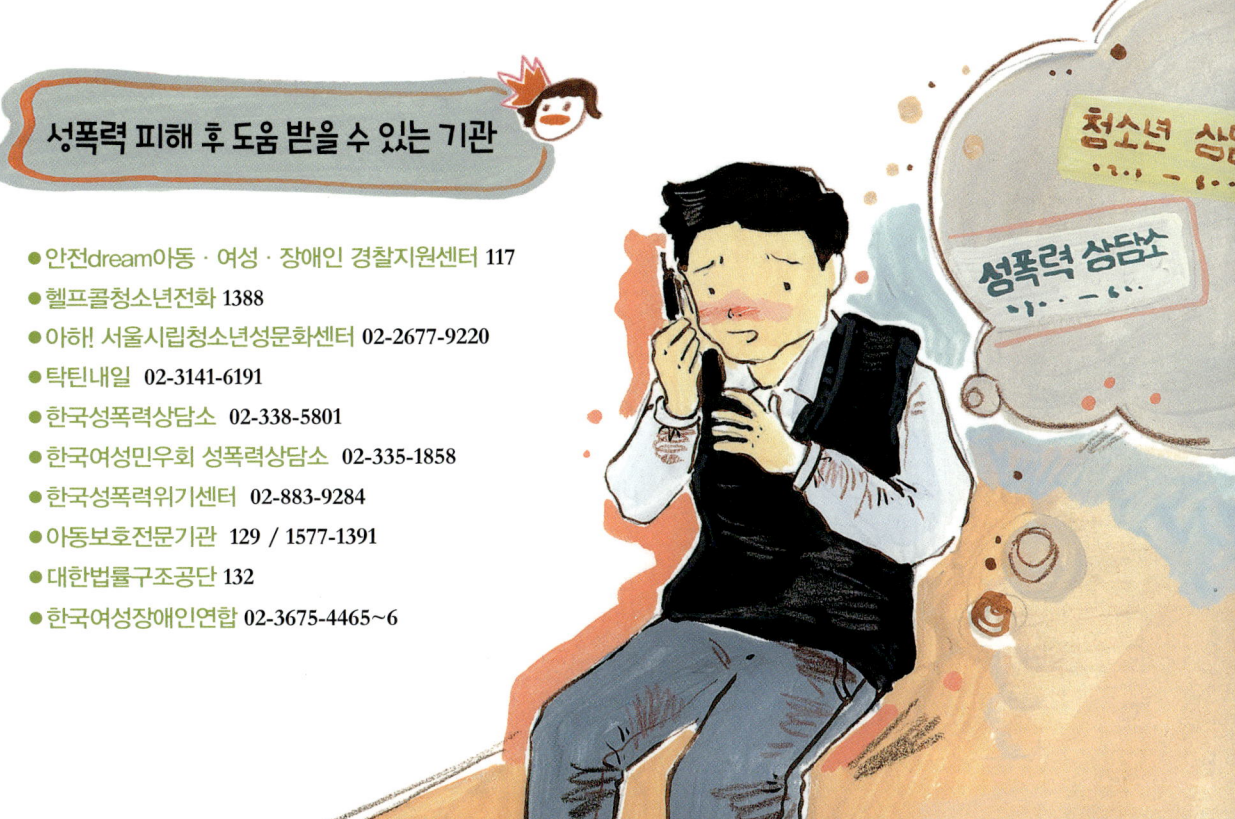

성매매가 뭐예요?

성매매란 돈이나 대가를 제공하고 성관계 또는 성행동을 하는 것을 말해요. 쉽게 말해서 성관계, 또는 성행동을 돈으로 사고파는 행위이지요. 왠지 나와는 거리가 먼 이야기라는 생각이 드나요? 과연 그럴까요?

성매매는 생각보다 우리의 일상생활과 가까이 있어요. 길거리에 뿌려져 있는 여성의 사진이 담긴 광고지, 인터넷에서 쉽게 볼 수 있는 배너들이 성매매와 관련되어 있지요. 또 청소년들이 채팅을 하는 대화창이나 인터넷 카페에서도 '조건 만남'이라는 이름으로 성매매를 제안하기도 해요. 온라인 게임의 채팅창에서도 성매매를 암시하는 대화가 오가고 있어

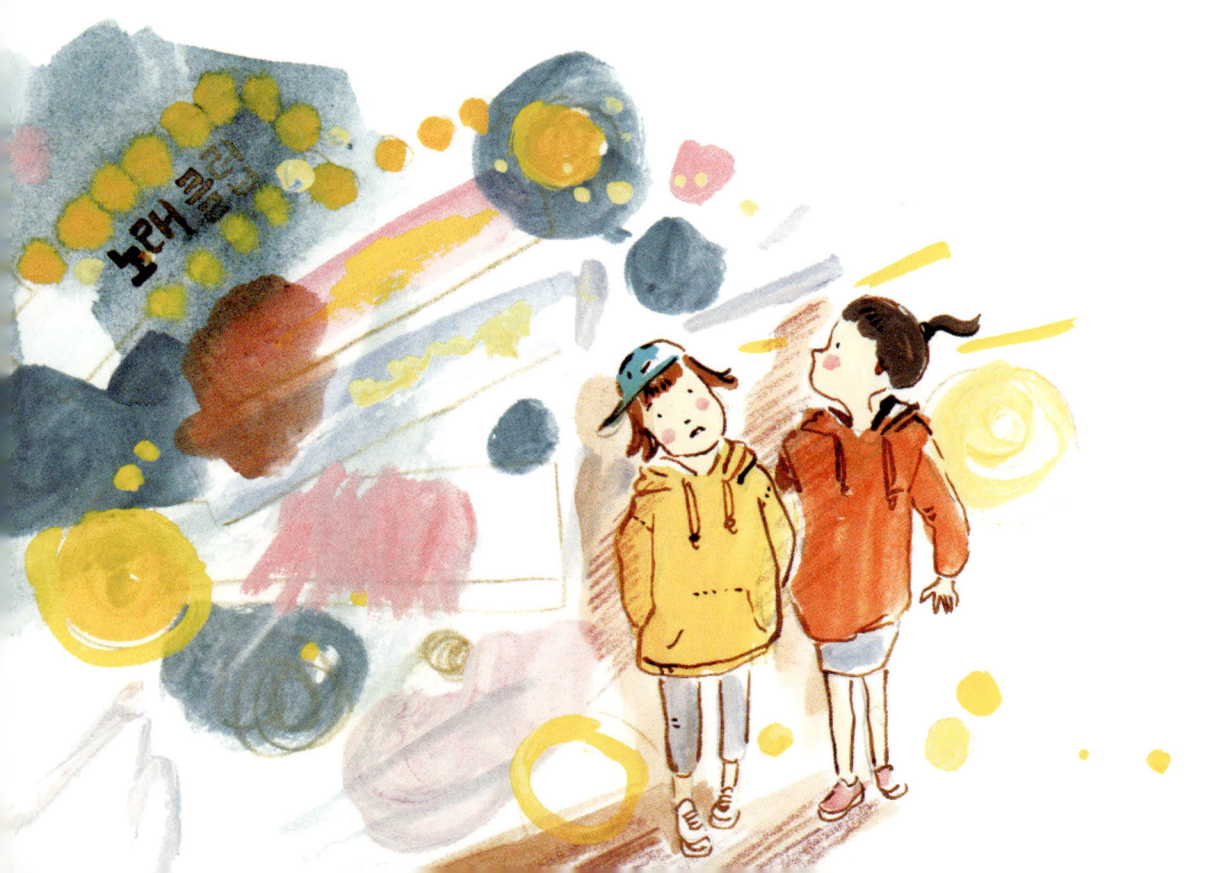

요. 이렇게 우리는 성매매에 지속적으로 노출되어 있지만 너무나도 일상적이어서 무감각해진 것이지요.

성은 돈으로 사고팔 수 있는 것이 아니에요. 그리고 성매매는 개인의 인격을 무시한 채 사람을 성적인 대상으로만 바라보게 하지요. 또 대가가 지불되었기 때문에 사람에 대한 지배와 폭력이 당연한 것처럼 여기게 돼요.

우리나라에서는 성매매를 불법으로 정하고 성매매를 한 사람들을 강력한 법으로 처벌하고 있답니다.

그렇다면 법으로 금지되어 있는 성매매를 왜 하는 걸까요?

우리나라는 성매매가 범죄라는 인식이 부족하고, 성매매에 대한 사회적인 허용도가 높은 편이에요. '남자들은 한번쯤 할 수 있는 일'이라는 생각이 퍼져 있기도 해요.

성매매의 피해자는 주로 여성과 청소년이에요. 이들은 대부분 가난, 폭력, 가출 등의 원인으로 성매매를 시작하게 돼요. 성매매를 알선하는 사람들은 힘이 없는 약자에게 친절을 베푸는 듯 다가가 그들을 이용하고 있지요. 하지만 보통 성매매를 하는 여성과 청소년은 자신이 피해자임을 깨닫지 못해요.

성은 결코 돈으로 사고파는 것이 아니에요. 사랑하는 사람과 서로의 사랑을 나누는 아름다운 행동이랍니다.

성매매를 주선하면 처벌을 받나요?

성매매를 하는 사람들이란 어떤 사람을 말하는 걸까요? 보통 성을 구매하는 사람을 생각하게 돼요. 하지만 실제로 성매매가 이루어지려면 구매자와 판매자, 성매매를 가능하게 하는 여러 사람들이 있어야 해요.

성구매자는 돈이나 대가를 지불하고 성관계, 성행동을 사는 사람이에요. 성매매의 근본적인 원인이 되는 사람이지요. 성구매를 하는 것은 법적으로 금지되어 있기 때문에 적발될 경우 처벌을 받아요.

직접 성을 구매하지 않았더라도 성매매를 강요하고 그것을 통해서 이익을 얻는 성판매자와 소개업자도 있어요. 이들 역시 성구매를 하는 사람과 마찬가지로 처벌의 대상이 되지요.

성구매자, 성판매자와 같이 직접적으로 성매매를 한 사람은 1년 이하의 징역이나 300만 원 이하의 벌금형에 처해져요.

성매매 전단지 배포자는 길거리를 돌아다니며 성매매를 광고하는 전단지를 사람들에게 배포하고 수수료를 받아요. 그런데 이러한 전단지는 청소년 유해 매체물로 무단 배포가 금지되어 있어요. 이들 또한 적발될 경우 징역 또는 벌금형에 처해지지요.

성매매 업소의 건물 임대인도 법적인 처벌을 받게 돼요. 불법적인 성매매가 이루어진다는 것을 알면서도 성매매 업소를 운영하도록 건물을 빌려 줬기 때문이에요.

이처럼 우리나라에서는 법적으로 성매매가 금지되어 있어요. 미성년자의 성을 사고 판 사람들은 더 큰 벌을 받게 된답니다.

유스키퍼 (Youth Keeper)

'아동·청소년 성보호에 관한 법률'은 아동, 청소년의 성을 사기 위해 인터넷 채팅 등에서 이를 유인하거나 성을 팔도록 권유한 사람에 대하여 1년 이하의 징역 또는 1천만 원 이하의 벌금형에 처하도록 규정하고 있어요.
아동, 청소년 대상 성매수 행위의 90%가 각종 애인 대행 사이트, 채팅 등의 인터넷을 통해 이루어져요. 그래서 여성가족부는 경찰청과 공동 개발한 신고 프로그램인 '유스키퍼'를 운영하고 있지요.
유스키퍼는 19세 미만의 아동과 청소년이 사용할 수 있으며, 설치 프로그램을 다운로드 받아 실행시키면 바탕화면 하단에 경광등 모양의 신고 아이콘이 생겨요. 인터넷상에서 성매수 제의가 있을 경우 신고 아이콘을 클릭하면 증거 화면이 저장됨과 동시에 신고 화면이 자동 실행되어 경찰청 사이버신고센터에 신고가 접수된답니다.

— 출처 : 아하! 섹슈얼리티 프로그램

청소년의 성을 보호하는 법도 있나요?

원조 교제를 하는 청소년, 유흥업소에서 일하는 청소년이 많아져 사회적으로 큰 문제가 되고 있어요. 사춘기에 겪는 방황을 잘 이겨 내지 못하고 학교와 집을 떠나는 청소년들이 많아져 잘못된 길로 들어서는 것이에요. 안정된 직업을 갖기 위해서는 어느 정도 이상의 교육을 필요로 하는데 교육 과정을 다 마치지 못한 청소년들은 돈을 벌기가 힘들어요. 그래서 일부 청소년들이 자신의 성을 사고파는 일을 하게 되는 것이지요.

우리나라는 아동·청소년 보호법을 통해 만 19세 미만 청소년의 성을 사는 행위 및 성폭력 행위를 법적으로 금지하고 있어요.

청소년을 대상으로 성을 사는 행위를 한 사람은 1년 이상 10년 이하의 징역이나 2천만 원 이상 5천만 원 이하의 벌금형을 받아요. 또 청소년에게 성폭력을 가했을 때에는 무기징역 또는 5년 이상의 유기징역을 받게 되지요.

이 밖에도 청소년의 성매매를 알선한 관계자나 청소년 관련 음란물을 제작하고 유포한 사람도 법적으로 무거운 벌을 받게 돼요.

하지만 성매매와 관련된 아동이나 청소년은 법적인 처벌을 받지 않아요. 이에 따른 책임은 어른들에게 있다고 보기 때문이에요. 대신에 성매매와 관련된 청소년이 다시 사회에 돌아갈 수 있도록 사회 봉사 명령, 소년원 수감 명령, 병원 위탁, 선도 보호 처분, 시설 위탁 등의 처분을 내리고 있어요.

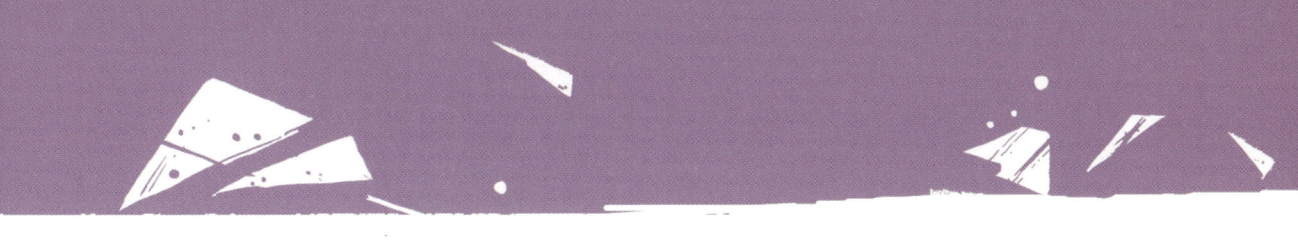

　이뿐만 아니라 아동·청소년 보호법에서는 청소년이 술집과 같은 유해 업소에 출입하는 것을 금지하고 있어요. 또한 각종 폭력과 학대로부터 청소년을 보호하고 도와주는 여러 가지 법률을 만들고 있답니다.

　여러분은 법으로 보호받을 권리를 가지고 있는 소중한 미래의 주인공이에요. 그 권리를 함부로 하고 스스로 자신의 가치를 떨어뜨리는 일은 없도록 해야겠지요?

성병에 걸린 것은 어떻게 알 수 있나요?

성병은 성관계나 다른 성적 행동을 통해 한 사람에게서 다른 사람에게 옮기는 전염성 질병을 말해요. 세균이나 바이러스, 수혈 등을 통해서 감염되기도 하지요.

성병의 종류에는 세균에 의해 감염되는 클라미디아, 임질, 매독이 있어요. 그리고 바이러스성 성병인 포진, 곤지름, 에이즈(AIDS) 등이 있지요. 기생충성 성병으로는 사면발이, 트리코모나스 감염증이 있고, 곰팡이에 의한 성병인 칸디다 감염증 등도 있어요.

성병은 나이, 결혼 여부와 관계없이 누구나 걸릴 수 있어요. 청소년이라고 성병에 걸리지 않는 것은 아니에요. 성병은 눈으로 확인하기 어렵기 때문에 성병이 의심되면 병원에 가서 검사를 받아 보는 것이 좋아요.

그렇다면 성병을 의심할 만한 증상은 어떤 것이 있을까요? 성병에 걸리면 질이나 음경, 항문에서 불쾌한 냄새가 나는 분비물이 나와요. 또 소변을 볼 때 따끔거리거나 성기 주변이 가렵기도 하고, 성기 주변의 피부가 헐거나 물집이 생기기도 해요. 아랫배에 통증이 오기도 하지요. 성병은 치료가 다 되었다 하더라도 같은 성병에 다시 걸릴 수 있으니 정기적으로 검사를 받는 것이 좋아요.

성병에 걸리지 않기 위해서는 성관계를 할 때 콘돔을 사용해야 해요. 콘돔은 아기를 키울 준비가 되지 않은 사람들이 임신을 막기 위해서도 사용하지만 성병을 예방하는 역할도 하지요.

여러 사람과 성적인 접촉을 하면 그만큼 성병에 걸릴 위험도 높아질 수 있기 때문에 보다 더 주의를 기울여야 해요.

성병에 걸리는 것은 부끄러운 일이 아니에요. 증상만 보고 스스로 판단해서 약을 먹고 치료하려고 하면 더욱 악화될 수 있어요. 그러니 의사에게 어떤 종류의 성병인지 정확히 진찰을 받고, 그에 맞는 적절한 치료를 해야 한답니다.

성병 감염 경로

성병은 악수, 포옹, 키스와 같은 신체 접촉이나, 같이 목욕을 하고 변기를 사용하는 것으로는 감염되지 않아요.

① 성관계 시 정액, 질분비액을 통해 감염돼요.
② 혈액에 의해 감염돼요.
③ 임산부가 성병을 가지고 있다면 출산 중이나 출산 후 모유 수유를 통해 아이에게 감염될 수 있어요.

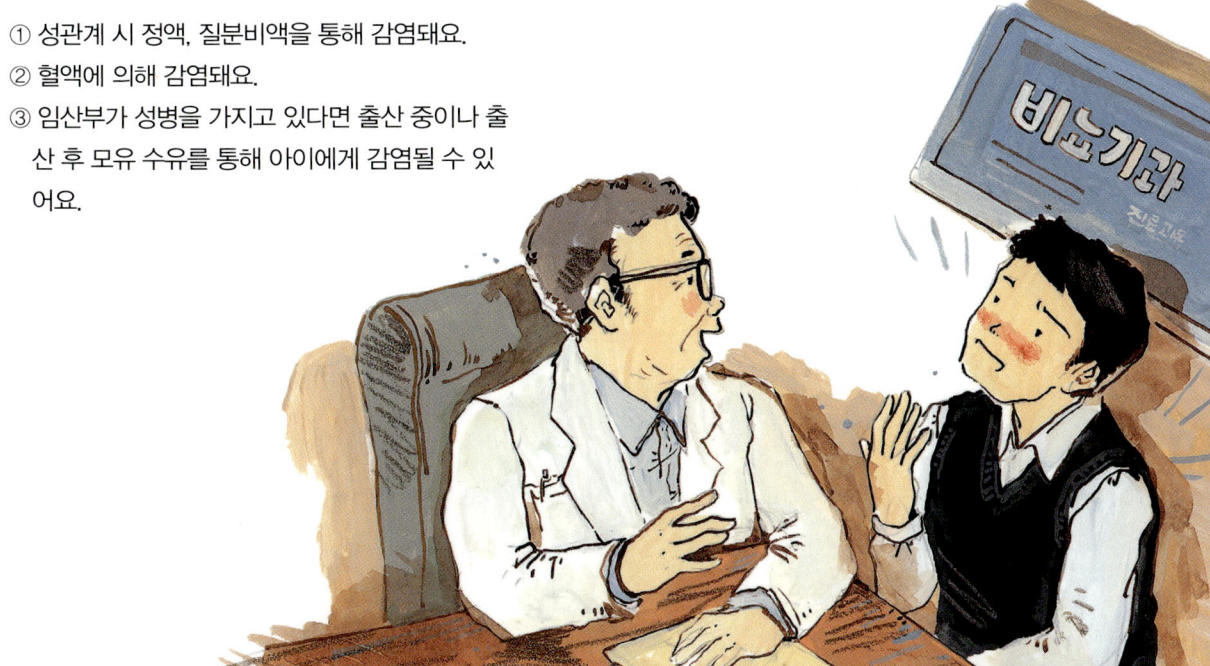

찾아보기

ㄱ
가슴둘레 65
게이 96
고환 68
귀두 74

ㄴ
나팔관 38
낙태 122
난관 38
난소 38
난임 124
난자 38
냉 40

ㄷ
대안생리대 51
대음순 37
동성애 96
또래 성폭력 140

ㄹ
레즈비언 96

ㅁ
면월경대 51
몽우리 60
몽정 72
밑가슴둘레 65

ㅂ
발기 70
배란 43
변성기 30
부신피질호르몬 29
불임 124
브래지어 64
비뇨기과 32

ㅅ
사정 69
사춘기 14
산부인과 32
생리 40
생리통 48
섬모 43
성매매 144
성장통 22
성장판 22
성폭력 138
소음순 37

ㅇ
에스트로겐 58
여드름 26
요도 38
월경 40
월경 전 증후군 49
월경 주기 46
월경대 54

월경통 48
월경혈 52
유관 60
유두 61
유륜 60
유방 60
유산 124
유선 60
유정 72
음경 68
음낭 68
음모 24
음순 36
음핵 37
이성애 96
인공 임신 중절 수술 122
임신 테스트기 118

ㅈ
자궁 38
자궁 외 임신 120
자궁경부 38
자연 분만 126
자연 포경 74
자위 82
전립선 68
정낭 69
정액 69
정자 68
제왕절개 126
진성 포경 74

질 38
질입구 38

ㅊ
착상 112
체모 24
초경 43

ㅋ
콘돔 106
쿠퍼액 69
클리토리스 37

ㅌ
탐폰 55
털 24
테스토스테론 30

ㅍ
포경 수술 74
포피 74
프로게스테론 42
피임 106

ㅎ
항문 38
해면체 70